HEALTH
PROMOTION
PROMOTION

健 康 論

大学生のためのヘルスプロモーション

電気通信大学 健康・スポーツ科学部会 編

安藤創一
大河原一憲
岡田英孝
小熊妙子
狩野 豊
黒谷佳代
栃木 衛
深澤浩洋
星野太佑

道和書院

はじめに

　我が国，そして世界がめざすべき未来社会の姿として Society 5.0 がある．これは IoT (Internet of Things) により様々な知識や情報を共有し，人工知能（AI）により新たな価値を生みだすことで複雑な課題を解決できるという社会を意味している．狩猟社会（Society 1.0），農耕社会（Society 2.0），工業社会（Society 3.0），情報社会（Society 4.0）に続く，新たな社会という意味で，日本政府の第5期科学技術基本計画（2016年）において初めて提唱された．実際，AI や IoT などの革新的なデジタル技術が進展し，社会のあり方が大きく変わろうとしている．さらに新型コロナウイルス感染症の流行は，社会におけるデジタルトランスフォーメーション（デジタル革新）の波を加速させる結果となっている．そして，感染抑制の手段として，ステイホームやテレワーク化という国民の行動やコミュニケーションの変容をもたらすことを現実化させた．同時に，身体の移動と他者との直接的な集まりが失われた空間での生活は，生命観や健康に対する考え方を見直す機会となった．

　一時的な幸せの感情を意味する「Happiness」ではなく，身体的・精神的・社会的に良好な状態を意味する「Well-being」という概念がある．ユニセフによる国際調査（2020年）によれば，我が国の子どもから若者（5から19歳）については，「身体的健康（死亡率，肥満の割合）」では38カ国中1位であった．その一方，「精神的幸福度（生活満足度など）」では37位となっている．社会的な面においても「人間関係の構築を示す社会的スキル：すぐに友達ができると答えた割合」が40カ国中39位となっている．精神的・社会的側面において我が国の若者の Well-being の特徴を示す結果となっている．

　本書は，前書である『大学生のための「健康」論』（2016年初版）の構成を引き継いでいるが，近年の大きな社会構造の変化を受けて全面的に内容を刷新し，書名も改めて新版とした．とくに，新型コロナウイルス感染症をはじめとする社会変化に十分に応えた構成となるように努めた．このような社会背景において大学生活を送る学生に対して，本書が，自らの Well-being について問いかけの場となることを期待している．

電気通信大学　健康・スポーツ科学部会　一同

目次

···

Column

···

第 **1** 章　健康を考える

　20世紀半ば以降，健康づくり施策は生活習慣の変容を促す個人への健康教育を中心に進められてきた。しかしながら，生活習慣が悪いから病気になるという生物医学モデル（Biomedical Model）に基づく個人への介入は，効果が限定的であることが報告された。改善方法がわかっていても実行できないのは，うつや主観的健康感などの心理的要因や所得格差などの社会的要因が複雑に影響を及ぼしている背景がある。そのため，人々の健康を生物，心理，社会的な要因を含む包括的なシステム（生物心理社会モデル：Bio-Psycho-Social Model）としてより大きな枠組みで捉えることが求められている。

1.1　健康とは

1.1.1　健康の定義

　健康（Health and Well-Being）の定義として，世界保健機関（World Health Organization：WHO）が1948年にWHO憲章で提唱した「a state of complete physical, mental and social well-being and not merely the absence of disease or infirmity（完全な肉体的，精神的及び社会的福祉の状態であり，単に疾病又は病弱の存在しないことではない）[1]」がしばしば引用される。ここでは「健康」とは，身体・精神・社会的な文脈を持ったものと考えられている。WHOのこの定義には批判的な意見もあり，1998年にはWHO憲章の見直し作業が行われ，「健康」の定義を「Health is a dynamic state of complete physical, mental, spiritual and social well-being and not merely the absence of disease or infirmity（完全な肉体的，精神的，霊的及び社会的福祉の動的な状態であり，単に疾病又は病弱の存在しないことではない）」とすることが提案されたが，WHO総会での採択は見送られ，現在に至る[2]。

　2014年（平成26年）に，日本全国の20歳以上の5,000人を対象として行われた調査[3]によると，普段健康だと感じている人は73.7%であった（図1-1）。6割以上の人が，自分の健康を判断する要因として「病気がないこと」を挙げたが，19%が「不安や悩みがないこと」など心の状態を，そのほか「家族・人間関係」など社会的な要因を挙げた人もいた（図1-2）。同じ調査で幸福感を10点満点で評価したとき，平均点は6.38であった。65歳以上の回答者の71.9%，40〜64歳

の49.7%，20〜39歳の39.5%，全体では54.6%が幸福感を判断する要因に「健康」を挙げた。一方で回答者の47.2%が「家計の状況」，46.8%が「家族関係」を幸福感の要因に挙げた。また，20〜39歳の37.5%が「精神的なゆとり」を挙げ，他の年代より6.7〜9.4ポイント高かった。心身の状態はしばしば，健康を推し量る指標となる。それはまた，幸福感と密接なかかわりを持っている。

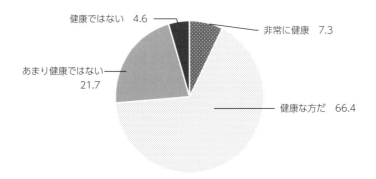

図 1-1　主観的健康観「普段健康だと感じているか」(%)(3)

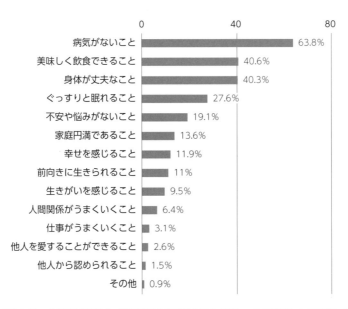

図 1-2　主観的健康観「健康観を判断するに当たって重視した事項」(複数回答)(3)

　2015年9月の国連サミットで加盟国の全会一致で採択された，持続可能な世界を実現するための開発目標（SDGs：Sustainable Development Goals）は，2016年から2030年までの期間に達成すべき17のゴール・169のターゲットからなり，「地球上の誰一人として取り残さない（leave no one behind）」ことを誓い，発展途上国・先進国にかかわらずすべての国・地域における取り組みを求めている（表1-1)(4)。

表1-1 SDGs（持続可能な開発目標）17の目標

目標1. あらゆる場所のあらゆる形態の貧困を終わらせる

目標2. 飢餓を終わらせ，食料安全保障及び栄養改善を実現し，持続可能な農業を促進する

目標3. あらゆる年齢のすべての人々の健康的な生活を確保し，福祉を促進する

目標4. すべての人々への包摂的かつ公正な質の高い教育を提供し，生涯学習の機会を促進する

目標5. ジェンダー平等を達成し，すべての女性及び女児の能力強化を行う

目標6. すべての人々の水と衛生の利用可能性と持続可能な管理を確保する

目標7. すべての人々の，安価かつ信頼できる持続可能な近代的エネルギーへのアクセスを確保する

目標8. 包摂的かつ持続可能な経済成長及びすべての人々の完全かつ生産的な雇用と働きがいのある人間らしい雇用（ディーセント・ワーク）を促進する

目標9. 強靱（レジリエント）なインフラ構築，包摂的かつ持続可能な産業化の促進及びイノベーションの推進を図る

目標10. 各国内及び各国間の不平等を是正する

目標11. 包摂的で安全かつ強靱（レジリエント）で持続可能な都市及び人間居住を実現する

目標12. 持続可能な生産消費形態を確保する

目標13. 気候変動及びその影響を軽減するための緊急対策を講じる

目標14. 持続可能な開発のために海洋・海洋資源を保全し，持続可能な形で利用する

目標15. 陸域生態系の保護，回復，持続可能な利用の推進，持続可能な森林の経営，砂漠化への対処，ならびに土地の劣化の阻止・回復及び生物多様性の損失を阻止する

目標16. 持続可能な開発のための平和で包摂的な社会を促進し，すべての人々に司法へのアクセスを提供し，あらゆるレベルにおいて効果的で説明責任のある包摂的な制度を構築する

目標17. 持続可能な開発のための実施手段を強化し，グローバル・パートナーシップを活性化する

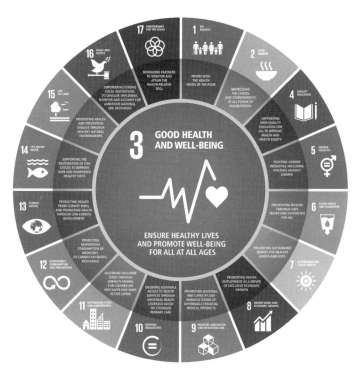

図1-3 SDGs（持続可能な開発目標）17の目標
（保健医療分野の「目標3」を中心に示した図）

保健医療分野は，SDG3（目標3）の「あらゆる年齢のすべての人々の健康的な生活を確保し，福祉を促進する」に特に集約されているが，SDG3の目標達成は，SDG3のみを考えることでは成り立たないという認識が重要である。貧困（SDG1）や飢餓（SDG2）がないこと，安全な飲料水，下水施設・衛生施設へのアクセスがすべての人に平等に保障され（SDG5，SDG6），大気汚染を軽減し（SDG7），暴力及び暴力関連死亡を減少させ（SDG5，SDG16），さらに統計の強化を含む開発目標を実施するための国際的な支援を強化すること（SDG17）などが，特にSDG3を実現させるために強調されている（図1-3）[5]。

1.2 ヘルスプロモーション

ヘルスプロモーション（Health Promotion）とは，WHOが1986年のオタワ憲章で提唱した後，2005年のバンコク憲章で再提唱した，新しい健康観に基づく21世紀の健康戦略である。「人々が自らの健康とその決定要因をコントロールし，改善することができるようにするプロセス」と定義されている。ヘルスプロモーションには，「健康的な公共政策づくり」「健康を支援する環境づくり」「地域活動の強化」「個人技術の強化」「ヘルスサービスの方向転換」の5つの柱がある。

1.2.1 日本における健康施策

日本における健康増進（ヘルスプロモーション）に係る施策として，「国民健康づくり対策」が1978年（昭和53年）から展開されている。現在，第一次国民健康づくり対策（昭和53年～），第二次国民健康づくり対策《アクティブ80ヘルスプラン》（昭和63年～），第三次国民健康づくり対策《21世紀における国民健康づくり運動》（健康日本21）（平成12年～）を経て，第四次国民健康づくり対策《21世紀における第二次国民健康づくり運動：健康日本21（第二次）》（平成25年～）が進行中であり，令和6年度よりその次のプランの開始が予定されている。

健康日本21（第二次）においては，健康の増進に関する基本的な方向として以下の5項目が挙げられており[6]，その概念図を図1-4に示した。

①健康寿命の延伸と健康格差の縮小
②生活習慣病の発症予防と重症化予防の徹底（NCD（非感染性疾患）の予防）
③社会生活を営むために必要な機能の維持及び向上
④健康を支え，守るための社会環境の整備
⑤栄養・食生活，身体活動・運動，休養，飲酒，喫煙，歯・口腔の健康に関する生活習慣の改善及び社会環境の改善

2022年（令和4年）10月に最終評価報告が公表された。全53項目の目標設定に対し，「A　目標

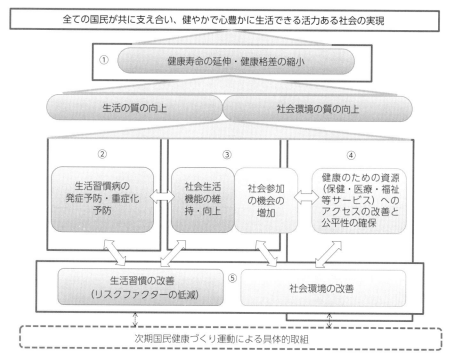

図 1-4 健康日本 21（第二次）の概念図 [6]

値に達した」が8項目（15.1%），「B 現時点で目標値に達していないが改善傾向にある」が20項目（37.7%），「C 変わらない」が14項目（26.4%），「D 悪化している」が4項目（7.5%），「E 評価困難」が7項目（13.2%）であったと報告している（図1-5：評価AとDに該当する項目）。またこの報告では，第三次国民健康づくり対策（健康日本21）開始からの20年間を以下のようにまとめている。

【過去20年間の評価のまとめ】

・健康日本21の開始，健康増進法施行などにより基本的な法制度の整備・枠組みの構築が進み，健康づくりに対する機運の醸成などに貢献

・健康日本21（第一次）では，「一次予防の重視」等を基本方針とし，健康日本21（第二次）では，「健康寿命の延伸と健康格差の縮小」を最終的な目標とし，国民の健康づくりを推進

・「持続可能な達成目標（SDGs）」においても「すべての人に健康と福祉を」が目標の1つとされており，国際的にも健康づくりの重要性がより認識

・自治体においては，健康増進事業に加え，介護保険制度，医療保険制度，生活保護制度など各分野において健康づくりの取組を推進

　加えて，自治体だけでなく，保険者，企業等による健康づくりの広まり

・こうした各主体の取組を通じて，健康寿命は着実に延伸

・直近では，ICTの発展，データヘルス改革の進展，スマホ等の普及に伴い，健康づくり分

野においても最新のテクノロジーを活用する動き

・「健康寿命延伸プラン」においては，「自然に健康になれる環境づくり」や「行動変容を促す仕掛け」など新たな手法も活用して健康寿命延伸に向けた取組を進めることとされている

・健康日本21（第二次）においても健康格差の縮小が目標とされているが，新型コロナウイルス感染症を機に，格差が拡大しているとの指摘もある

目標値に達した項目（A）
健康寿命の延伸（日常生活に制限のない期間の平均の延伸）
75歳未満のがんの年齢調整死亡率の減少（10万人当たり）
脳血管疾患・虚血性心疾患の年齢調整死亡率の減少（10万人当たり）
血糖コントロール指標におけるコントロール不良者の割合の減少（HbAlc が JDS 値8.0%（NGSP 値8.4%）以上の者の割合の減少）
小児人口10万人当たりの小児科医・児童精神科医師の割合の増加
認知症サポーター数の増加
低栄養傾向（BMI 20以下）の高齢者の割合の増加の抑制
共食の増加（食事を1人で食べる子どもの割合の減少）

悪化している項目（D）
メタボリックシンドロームの該当者及び予備群の減少
適正体重の子どもの増加
睡眠による休養を十分とれていない者の割合の減少
生活習慣病のリスクを高める量を飲酒している者（一日当たりの純アルコール摂取量が男性40g 以上，女性20g 以上の者）の割合の減少

図1-5　健康日本21（第二次）最終評価報告（2022年）より「目標値に達成した項目」「悪化している項目」[7]

1.2.2　予防の概念

　一般的に，予防の取り組みは一次予防から三次予防に分けられる。一次予防は病気を未然に防ぐ健康増進が該当する。二次予防は早期発見・早期治療，三次予防はリハビリテーションや重症化予防である。近年，健康に良い環境をつくることや遺伝情報に基づく健康増進への取り組みをゼロ次予防とするものもある。また，健康障害を起こす危険因子を持つ集団の中で，より高いリスクを有する対象に絞って介入を施す方法をハイリスクアプローチ（High risk approach）といい，対象を絞らず集団全体に予防を働きかける方法をポピュレーションアプローチ（Population approach）という（図1-6）。健康日本21ではハイリスクアプローチとポピュレーションアプローチを適切に組み合わせて対策していくことが必要であるとしている。

　健康であるために1人ひとりが必要な力を身につけることが重要である一方，個人に対する健康行動への教育だけでは集団全体への効果は限定的である。なぜなら，健康行動を実行に移そうとしている人の割合は全体のごくわずかであり，大多数は無関心であったり，関心はあっても行動に至らないため，個別の介入プログラムへ興味を示さない。また，社会経済的な格差は健康行動に影響

し，健康格差を生み出している。社会経済的にめぐまれていない層は健康無関心層に属せざるを得ず，疾患発症リスクの増加へとつながっている。そのため，社会・地域レベルで，健康行動にアクセスしやすく，選択しやすい環境の整備が必要である。

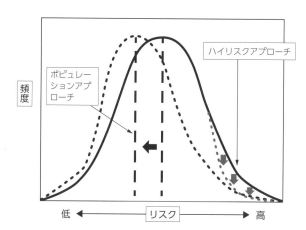

図1-6　ハイリスクアプローチとポピュレーションアプローチの概念図

1.2.3　健康格差と環境・社会要因

　WHOは，健康格差を生じる原因，健康に影響を与える社会的要因を「健康の社会的決定要因」（Social Determinants of Health: SDH）と呼んでいる。2010年にWHOが公表した「健康の社会

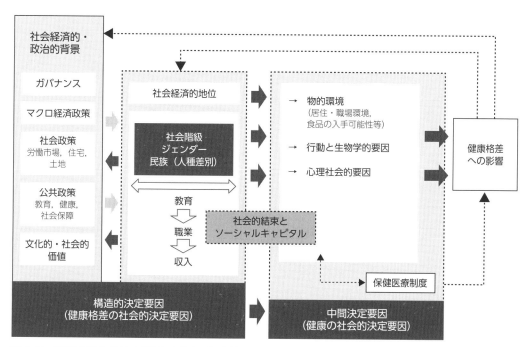

図1-7　健康の社会的決定要因に関する概念的枠組み [6]

的決定要因」への対策に関する報告書では，図1-7のように概念的枠組みが示されている。社会経済的・政治的背景として，文化・社会・経済・政策的な仕組みは，人々の教育水準，職業，収入などの社会経済的地位を決定する。このような社会経済的地位が，健康の社会的決定要因の中間要因（物的環境，行動と生物学的要因，心理社会的要因）に曝露する程度や影響の受けやすさに関連し，健康格差につながる。さらに，健康状態の悪化は，個人の社会経済的地位を悪化させるとともに，文化・社会・経済・政策的な機能に影響を及ぼす。近年の社会経済的状況の変化を踏まえ，地域，職業，経済力，世帯構成等による健康状態やその要因となる生活習慣の差が報告され，こうした健康格差が，今後深刻化することが危惧されている。

1.3 人口・疾病構造の変化

1.3.1 人口の変化

　健康を特に疾病に関連して考えるとき，生活する社会のありよう，すなわち人口構成，社会・自然環境の情報は欠くことができない。年齢は疾病や身体機能の変化における重要な要因であり，一方で健康関連サービス，社会保障などの社会資源やそれらを支える経済活動には，人口の年齢構成が大きく影響する。日本は10年以上**人口減少**が続き（図1-8），64歳以下の人口に対して65歳以上人口割合が増大する**高齢化**が進んでいる（図1-9）。2021年の日本の人口構成は15歳未満人口が

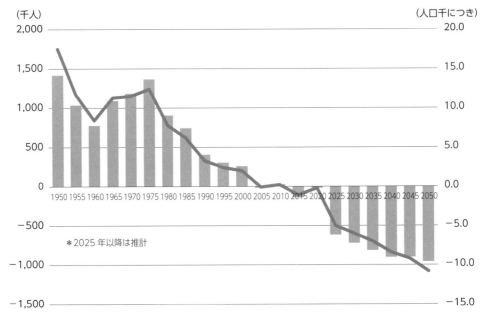

図 1-8　日本の人口増減の推移 [8]
　　　　左軸（棒グラフ）：人口増減　右軸（線グラフ）：対前年増減率

11.8%，15～64歳の生産年齢人口59.4%，65歳以上人口28.9%であり，人口の3割弱が65歳以上である（図1-10）[9]。高齢化は世界的な現象でもあり，高齢化の進行速度が日本のそれを上回っている地域もある。世界人口は，全体としては増加しているが，同時に高齢化しているのである。特に工業化先進地域（先進国）では，日本同様に高齢化が顕著な地域がある（図1-11）[10]。

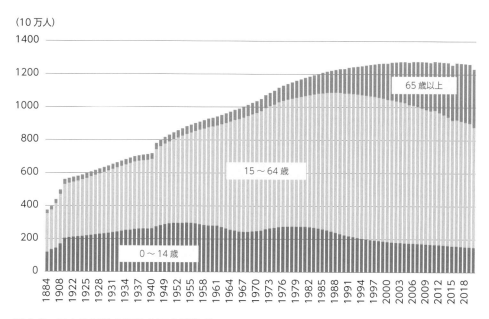

図1-9　日本の年齢3区分人口の推移 [9]

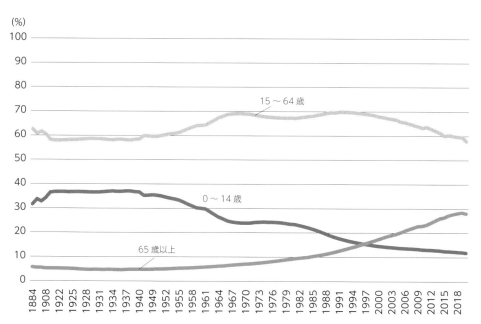

図1-10　日本人口の年齢3区分ごと割合の推移 [9]

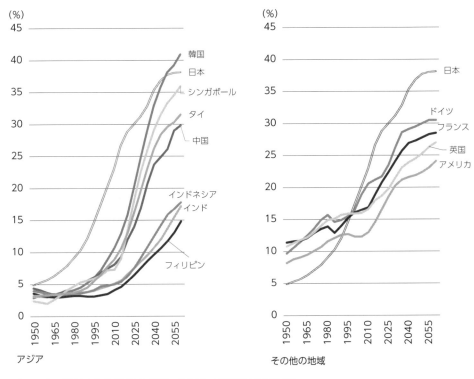

図 1-11 世界の高齢化率の推移（2020年以降は推計）[(10)]

2019年末からのCOVID-19パンデミック（新型コロナウイルス感染症の世界的な流行）においては“高齢”であることが感染者における重症化の要因の1つとして挙げられ，対策上の要点となった。加齢は疾病の重要な要因であり，高齢になると何らかの基礎疾患を持つことが多くなる。高齢化（平均寿命の延伸）は，加齢による身体状況の変化と持病を持ちながら働き，生活する人が増えることを意味している。

1.3.2 疾病構造の変化

　時代とともに人の死亡原因は，感染症から感染症以外の疾病へと変化した。栄養状態の改善，抗菌薬の発見，医学の進歩など様々なことが理由として考えられる。しかし感染症は依然として人類を脅かしており，新型コロナウイルス感染症のような未知の感染症の流行（新興感染症）や一時的に抑えられていた感染症の再流行（再興感染症），抗菌薬の効果が減弱もしくは消失してしまう耐性菌・耐性ウイルスの出現といった課題は，過去のことではなく現在の脅威である。

　平均寿命の延伸とともに台頭している感染症（Communicable Diseases）以外の疾患は，非感染性疾患（Non-Communicable Disease；NCD）と呼ばれ，世界の死因の70％超を占めている（図1-12）[(11)]。主なNCDには心血管障害（虚血性心疾患，脳卒中），がん，慢性肺疾患，糖尿病がある。一般に長い経過をとり，遺伝・心理・環境・行動習慣を要因とする。NCDはその治療コストや疾

病による休職などの負債により，貧しい人々の生活をより困窮させるなど貧困とのかかわりが指摘されている[12]。途上国（低〜中所得国）では全死亡における感染症の割合が比較的大きく，NCDの影響は高所得国に比して大きくはないように見える（図1-13）。しかし中低所得国の人々は，貧困と必ずしも充実していない社会保障制度の中で，NCDの影響を強く受けている。

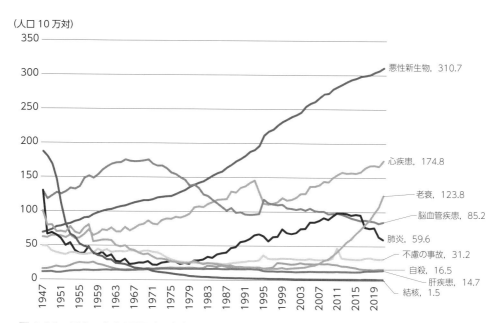

図1-12 日本の主な死因別死亡率の年次推移 [11]

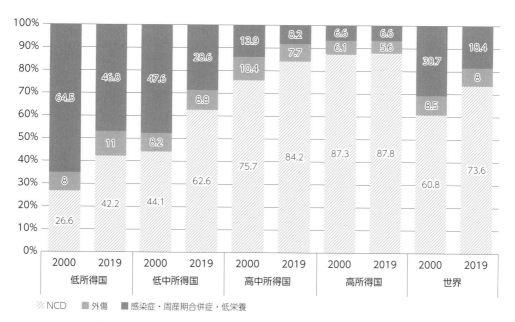

図1-13 世界の地域経済分類ごとの死因とその経時変化 [13]

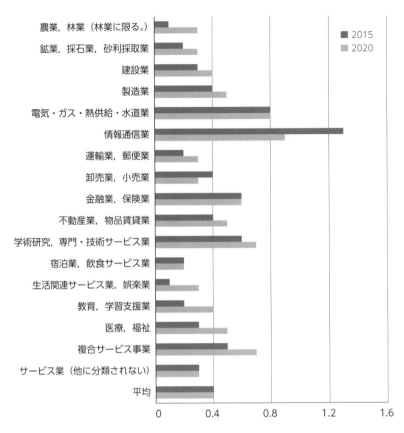

図 1-14 過去 1 年間にメンタルヘルス不調により連続 1 カ月以上休業した労働者割合 [14]
（産業別，%）

　世界的に注目されているもう 1 つの健康課題である**メンタルヘルス**は，決して新しいものではなく昔からその存在を知られている。実際にはかなり多くの人がメンタルヘルスの問題を抱えていると考えられているが，対策と医療サービスが必ずしも十分でない。また，メンタルヘルス不調に対する社会の認識の不十分さや偏見もある。メンタルヘルス不調は当事者や周囲の人が悩み苦しむだけではなく，学業・労働の効率の低下は結果として社会的損失となる（図1-14）。

1.4 社会福祉・社会保障　種々の制度

　すべての人は年を取り，その間に出産・育児や介護，病気・けがや失業といった経験をするかもしれない。これらライフイベントによる影響は，しばしば生活の困窮につながる。社会保障制度とは，疾病，加齢，障害，失業等個人の努力のみによっては対処できない出来事によって，生活水準が極端に低下した個人・世帯に対して，社会全体や国が経済支援や給付（金銭や物品の提供）を行う制度である。社会保障制度はまた，所得水準の低い個人・世帯への所得再分配の機能を有し，社会全体が参加するという性格がある。社会保険または社会扶助が社会保障に相当する。公衆衛生や

医療・福祉の資格制度や法規，施設管理なども社会保障の提供の基盤となるものであり，社会福祉制度と合わせて，社会保障の一部として考えられる。このほか，失業対策，高齢者や障害者の生活にかかわる施策，社会的弱者や所得に基づく税制上の控除など社会保障の性格を持った制度や政策は多岐にわたる。

　生下時から死亡まで，社会保障制度は人々の生活に大きく深くかかわっているが，社会の変化とともに社会保障に求められる役割も，「最低限度の生活を保障する」ことから，「安心・安定を保障する」制度へと変化している。第二次世界大戦後の高度経済成長期に典型的であった，正規・終身雇用の男性と専業主婦で構成される家族，地域住民の密なつながりを念頭に置いて築かれた制度が，昨今の非正規雇用・共働き世帯の増加，核家族化の中で人々が必要としているものに必ずしも適さないかもしれないという点で，高齢化社会の中で生きる生産年齢人口を支えるための社会保障

表1-2　社会保障[15]

社会保障
社会保険——年金（老齢・障害への備え）・医療（疾病への備え）・介護（要介護状態への備え）・雇用（失業・休業の備え）・労災保険（労働災害への備え）
社会福祉——高齢者，障害者，母子家庭など社会的にハンディキャップを負う国民への支援
公的扶助——生活保護（生活困窮者に対する最低限度の生活保障と自立支援）
公衆衛生および医療——医療サービス，保健事業，食品衛生，医薬品の安全確保など

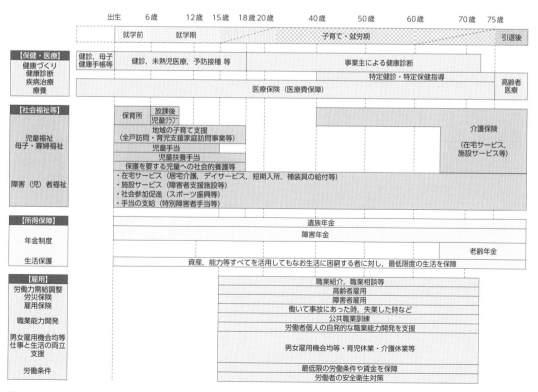

図1-15　日本の社会保障[16]

の充実の必要性などが指摘されている[15]。

　社会保障は，その社会を構成する人々の共通の資源（財源）を基に，必要としている人にお金・サービスを供出するシステムである。生産年齢人口が減少する高齢化社会において，その財源の安定的確保は課題である。日本の公的年金は労働年齢人口（現役世代）が現在拠出した財源をもとに，現在の高齢者に支払われる。この仕組みの維持には，高齢化が進んだ時点で，それを支えられる社会・経済状況であることや労働人口の確保が必要となる。

1.4.1 生活保護

　健康で文化的な最低限度の生活を保障するとともに，その自立を助長することを目的として，あらゆるものを活用してもなお生活に困窮する人を対象とし，必要に応じて生活・教育・住宅・医療・介護・出産・生業・葬祭扶助の8種類の扶助が，金銭または現物給付により支給される。生活保護制度は国が費用の4分の3，自治体が4分の1を負担している。その額は2020年度3.7兆円で，約50％を医療扶助が占める[17]。また，2020年の被保護世帯の55.5％が高齢者世帯であった[18]。生活保護者数は1995年以降増加し，2015年に過去最高となったが，以後わずかに減少し，2020年新型コロナウイルス感染症によるパンデミック後の状況が注視されている（図1-16）。

　2015年から始まった生活困窮者自立支援制度（生活困窮者自立支援法。2015年施行）は，経済的に困窮し，最低限度の生活の維持困難の恐れがあるもの（生活保護に至る前）を対象とし，生活保護制度と同様に，生活困窮者の自立を支援するものである。生活困窮者が抱える多岐にわたる問題のアセスメントを行い，金銭・健康管理や就労，社会参加など状況に応じた支援内容を計画・実施する。この制度では支援の実施にあたり，地域住民を含めた地域の多様な社会資源と連携すること

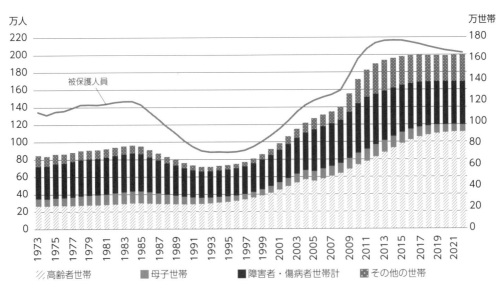

図1-16 日本の生活保護の被生活保護人員と世帯の状況 [18]
　　　　左軸（線グラフ）：被保護人員　右軸（積み上げ棒グラフ）：世帯区分別被保護世帯数

が重視されている。

1.4.2 医療・医療費

　日本の医療は，医師や看護師といった資格，病院や歯科診療所などの医療機関，薬剤などが法規により規定・管理されている。受診や治療にかかる費用は公的医療保険によって賄う社会保険方式すなわち，年齢や雇用の状況ごとに形成された保険集団（保険者）の一員（被保険者）として保険料を納め，医療を受けた時に給付を受けるシステムを採用している。全国民が何らかの保険に加入（皆保険）し，（年齢・収入・地域によって異なるが）基本的にはかかった医療費の30%を自己負担している。実際には保険と自己負担以外にも高額療養費制度などの社会保障関連諸制度により個人の支払いには経済力に応じた上限が設けられ，医療費により経済的に破綻することを防いでいる。

　すべての人が経済的な困難を伴うことなく保健医療サービスを享受することはSDG3の達成目標の1つである（SDG Target 3.8「ユニバーサル・ヘルス・カバレッジ（UHC）の達成」）。保健医療サービスへのアクセスは物理的，文化的，経済的な様々な要因により阻害されるが，世界では日本のように医療や保健サービスへのアクセスを得られない人々は少なくない。第二次世界大戦前から日本には公的医療保険制度は存在していたが，1956年の保険加入は国民の3分の2ほどで多くの未加入者がいた。国民皆保険が制度上達成されたのは1961年（昭和36年）である[19, 20]。諸外国ではフランス，ドイツなども社会保険方式を採用している。イギリス，スウェーデンなどは税金を財源として公営医療サービスを提供（税方式）している。アメリカでは医療も市場原理によって運営され，多くは民間の保険を購入，高齢者や低所得者に適用される公的医療保険が併用されている[20, 21]。

　国民医療費（診療や調剤等の費用）はほぼ毎年のように増加している。国内総生産・国民所得に占める国民医療費も上昇傾向である（図1-17）。2019年度の国民医療費は44兆3,895億円で国民1人当たり35万1,800円であった。その49.4%を保険料，12.3%が患者（または責任者）負担，残りの38.3%が公費負担となっている（図1-18）。

1.5　ヘルスリテラシーとナッジ

1.5.1　ヘルスリテラシーとナッジ

　ヘルスリテラシーとは，健康や医療に関する情報を収集し，理解し，評価し，活用する力のことであり，望ましい健康行動を実践するために必要な能力の1つである。リテラシーには，基礎的・機能的リテラシー，伝達的・相互作用的リテラシー，批判的リテラシーの3つのレベルがあり，ヘルスリテラシーの枠組みでは以下のようにとらえることができる。

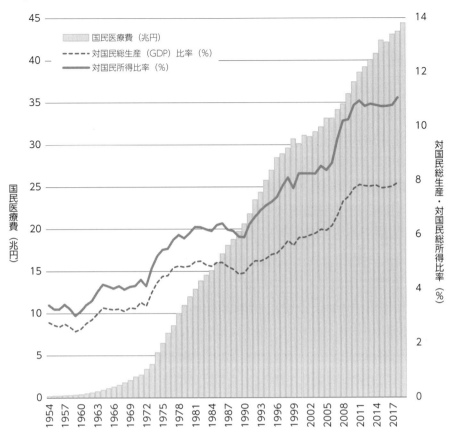

図 1-17 国民医療費・対国内総生産・対国民所得比率の年次推移（日本，2019 年）[22]

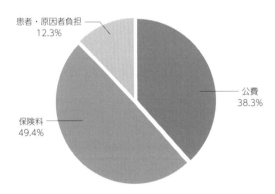

図 1-18 2019 年度日本の国民医療費の内訳 [23]

基礎的・機能的ヘルスリテラシー——適切な健康情報，医療情報を入手し，得られた知識を決められた活動の中で活用できる力。

伝達的・相互作用的ヘルスリテラシー——対人やソーシャルメディアなど様々なコミュニケーション形態から必要な情報を収集し，理解し，得られた知識に基づいて自立して行動をしたり，医療従事者などの情報提供者と自信をもって関わることができる力。

批判的ヘルスリテラシー——入手した健康情報や医療情報を批判的に分析し，日常のできことや状況をよりコントロールするために効果的に活用できる能力をもとに，周りが非協力的な環境においても健康の社会経済的な要因に対して影響を与えるための社会的，政治的な活動ができる力。

　一方，健康教育を受けることで高いモチベーションが得られたとしても，必ずしも行動を起こすわけではない。また，健康に無関心な層においては行動を起こすきっかけがない状況が生じている。ナッジ（Nudge）とは，「人は合理的に物事を判断しているのではなく，認知バイアスに影響されて不合理な意思決定をする」ことを前提に，本人にとって望ましい選択を自発的に行えるようそっと後押しするアプローチである。すなわち，本人の判断が行われる環境をうまく設計することによって行動変容を促すことを狙う。直観的で速い思考に基づく意思決定に働きかけるナッジの設計と，理性的でゆっくりとした思考に基づく意思決定に働きかけるヘルスリテラシーの向上によって，より効果的なヘルスプロモーションを促すことが期待されている。

1.5.2 ストレス対処力

　これまで身体的健康に及ぼす心理的要因は軽視される傾向にあったが，主観的健康感が低い人ほど死亡リスクが高いことや，うつはQOLの低下，循環器疾患，がん，自殺などの多面的な危険因子であることなどが報告されている。Antonovskyが提唱したストレス対処力（sense of coherence）とは，自分の生きている世界は首尾一貫しているという確信の感覚であり，このストレス対処力が高い人ほど死亡率が低いことを報告している。また，ストレス対処力は3つの下位概念で構成されており，人生に意味や価値があると感じている（有意味感），自分自身におきている出来事や状況を把握できる（把握可能感），生じている出来事を対処可能とみなせる（処理可能感）感覚の程度で評価する。ストレス対処力の高い人は，ストレスへの対処に役立つ情報や人的資源などのストレス対処のために有効であると考えられる資源を把握しており，実践でうまく活用できることが特徴としてあげられる。その他にも，レジリエンス（回復力），自己効力感，自尊感情，グリット（やりぬく力）などの重なり合う概念で定義されている心理的要因へのアプローチの重要性が唱えられている。

〔引用文献〕

(1) WHO 憲章 外務省訳 https://www.mofa.go.jp/mofaj/files/000026609.pdf

(2) 厚生労働省 WHO 憲章における「健康」の定義の改正案について https://www.mhlw.go.jp/www1/houdou/1103/h0319-1_6.html

(3) 厚生労働省 平成26年版厚生労働白書 健康長寿社会の実現に向けて〜健康・予防元年〜 第1部第2章 健康をめぐる状況と意識 https://www.mhlw.go.jp/wp/hakusyo/kousei/14/index.html

(4) World Health Organization 持続可能な開発のための2030アジェンダ 外務省訳 https://www.mofa.go.jp/mofaj/gaiko/oda/sdgs/pdf/000101402_2.pdf

(5) World Health Organization Monitoring the Health-Related Sustainable Development Goals (SDGs) https://www.who.int/docs/default-source/searo/hsd/hwf/01-monitoring-the-health-related-sdgs-background-paper.pdf?sfvrsn=3417607a_4

(6) 厚生労働省 健康日本21（第二次）の推進に関する資料 https://www.mhlw.go.jp/bunya/kenkou/dl/kenkounippon21_02.pdf

(7) 厚生労働省 健康日本21（第二次）最終評価報告書 https://www.mhlw.go.jp/stf/newpage_28410.html

(8) 総務省統計局 日本の統計2022 第2章 人口・世帯（stat.go.jp）より 2-1 人口の推移と将来人口 https://www.stat.go.jp/data/nihon/02.html

(9) 国立社会保障・人口問題研究所 人口統計資料集（2022） Ⅱ．年齢別人口 表2-5 年齢（3区分）別人口および増加率：1884〜2020年 https://www.ipss.go.jp/syoushika/tohkei/Popular/P_Detail2022.asp?fname=T02-05.htm

(10) 内閣府 令和4年版高齢社会白書 第1章 高齢化の状況 第1節 高齢化の状況 2 高齢化の国際的動向 https://www8.cao.go.jp/kourei/whitepaper/w-2022/zenbun/pdf/1s1s_02.pdf

(11) 厚生労働省 令和3年（2021年）人口動態統計月報年計（概数）の概況 図6 主な死因別にみた死亡率（人口10万対）の年次推移 https://www.mhlw.go.jp/toukei/saikin/hw/jinkou/geppo/nengai21/index.html

(12) World Health Organization. Noncommunicable diseases. 2021. https://www.who.int/news-room/fact-sheets/detail/noncommunicable-diseases

(13) World Health Organization World Health Statistics 2022 file:///C:/Users/gumar/Downloads/9789240051140-eng.pdf

(14) 厚生労働省 労働安全衛生調査（実態調査） https://www.mhlw.go.jp/toukei/list/list46-50_an-ji.html

(15) 厚生労働省 政策について 社会保障とは何か https://www.mhlw.go.jp/stf/newpage_21479.html

(16) 厚生労働省 平成29年版厚生労働白書 第1章 我が国経済社会の中の社会保障 より 第1節 社会保障の役割と機能，第2節 社会経済の変化と社会保障 https://www.mhlw.go.jp/wp/hakusyo/kousei/17/dl/1-01.pdf

(17) 第1回 生活保護制度に関する国と地方の実務者協議 令和3年11月19日 参考資料 生活保護制度の現状について https://www.mhlw.go.jp/stf/newpage_25376.html

(18) 厚生労働省 被保護者調査 平成30年度確定値結果の概要データ，令和2年度確定値報道発表資料，令和4年7月分概数報道発表資料 https://www.mhlw.go.jp/toukei/list/74-16b.html

(19) Japan Health Policy NOW（JHPN） 公的医療保険の歴史 https://japanhpn.org/ja/historical-1/

(20) 厚生労働省 平成19年版厚生労働白書 第1部 医療構造改革の目指すもの 第1章 我が国の保健医療をめぐるこれまでの軌跡 https://www.mhlw.go.jp/wp/hakusyo/kousei/07/dl/0101.pdf

(21) 厚生労働省 医療保障制度に関する国際関係資料について https://www.mhlw.go.jp/stf/seisakunitsuite/bunya/kenkou_iryou/iryouhoken/iryouhoken11/index.html

(22) 厚生労働省 令和元（2019）年度 国民医療費の概況 第1表 国民医療費・対国内総生産・対国民所得比率の年次推移 https://www.mhlw.go.jp/toukei/saikin/hw/k-iryohi/19/index.html

(23) 厚生労働省 令和元（2019）年度 国民医療費の概況 第3表 財源別にみた国民医療費・対前年度増減率・構成割合の年次推移 https://www.mhlw.go.jp/toukei/saikin/hw/k-iryohi/19/index.html

第2章 疾病と予防

2.1 感染症

2.1.1 感染症

　微生物などが個体（宿主）の体内に侵入し，増殖することを感染といい，その結果として認められる症状・状態が感染症である。感染症の成立には，病原体，感染経路，感受性宿主の３つの要素が必要である。

　病原体には，ウイルス，細菌，真菌，原虫等の病原性微生物がある。土壌・水中，野菜や食肉，他の感染者・感染動物・昆虫など，存在する場は多様であり，したがって感染の機会も，人の行動の様々な場面に存在する。

　代表的な**感染経路**として，接触感染，飛沫感染，空気感染があるが（表2-1），そのほかにも様々な経路がある。感染症の成立には，**宿主**がその病原体を体内に侵入させ，増殖させうる**感受性**をもつことが必要である。病原性微生物等（抗原）を不活化する免疫は，病原体や感染細胞を認知する抗体や種々の免疫担当細胞からなる複雑・精緻な機能である。抗体は感染することで獲得されるが，母体から移行するものや薬剤として補充されるものもある。実際の感染を経ずに抗体を獲得する一般的な方法はワクチン接種である。また，宿主が感染症に対し抵抗力を維持できるかどうかは，有効な抗体を保持しているかどうかなどの免疫機能のみによるのではなく，疲労や栄養状態，消耗性の基礎疾患の有無などの全身状態にも拠っている。

　感染は，この３要因のいずれかもしくはすべてを阻害することで予防する。

①**病原体対策**——環境の衛生管理（消毒による清浄，媒介動物対策など）や加熱調理などによって，環境中の病原体を減らす。

②**感染経路対策**——感染源隔離，咳エチケット・マスク着用，手洗いなどの衛生関連行動，手袋の着用など。感染経路の特徴に応じた**感染経路別対策**には，表のようなものがある（表2-1）。

　救護やけがの治療の場面では，初めからどの感染症のリスクがあるかなどは実際にはわからない。血液・体液，嘔吐・排泄物，傷のある皮膚，またはそれらの付着が考えられる使用後の注射針や被覆材は，病原体がそこにあるかもしれないという考えに基づき，手袋やガウンをあらかじめ着用して対応する「**標準予防策**」を取ることが推奨されている。救急箱の中に手袋が

表2-1　接触，飛沫，空気感染の伝搬様式，経路別対策と代表的な感染症

感染経路		具体的な対策	代表的な感染症
接触感染	手指・物品の表面の汚染を介して伝播	手袋やガウンの着用 手洗い 必要時隔離	ノロウイルス 腸管出血性大腸菌 メチシリン耐性黄色ブドウ球菌（MRSA）等
飛沫感染	咳やくしゃみに伴い発生する径 5 µm 以上の飛沫（1〜2 m以内に落下）により伝播	サージカルマスク 隔離，距離を取る，カーテン等による遮蔽	インフルエンザ 流行性耳下腺炎 風しん
空気（飛沫核）感染	咳やくしゃみに伴い発生する径 5 µm 未満飛沫核（広範囲に浮遊・拡散）により伝播	サージカルマスク（感染者） N95等の高性能マスク（介助者等） 隔離，換気，陰圧空調	結核 麻しん 水痘

注）感染源の中には複数の感染経路が知られているものもあり，ここでは代表的な感染経路のみを挙げる。また，各感染対策が，必ずしも伝播を完全に防ぎうるとは限らない。

入っていることには標準予防策としての意味がある。またこれには，手袋を脱いだ後の手洗い・消毒をも含む。

③感受性宿主対策──栄養・健康状態を良好に保ち，予防接種を受けること。

感染症の伝播は，人の行動・生活と密接に関係し，感染症を防止するためにはしばしば個人による対策だけではなく，社会全体での対策が求められる。感染症の発生予防，蔓延防止，感染症への迅速な対応，医療の提供，患者等の人権尊重，国際的動向をふまえた感染症対応を行うための法律が，**感染症法**（感染症の予防及び感染症の患者に対する医療に関する法律）である。感染症は，重症度や緊急性などに基づいて，1類／2類／3類／4類／5類／新型インフルエンザ等感染症／指定感染症／新感染症に分類され，それぞれにとるべき措置が規定されている。感染症に関連する法律には，**予防接種法**や，常在しない感染性病原体の船舶・航空機を介した国内への侵入阻止，渡航に関連した感染症の予防・措置を定めた**検疫法**などもある。

2.1.2 STI（性感染症），HIV 感染症・エイズ

STI（性感染症）

STI（Sexually Transmitted Infection）とは，性的接触（性器，肛門，口腔等）を介し伝播する感染症のことで，**STD**（Sexually Transmitted Disease）と呼ばれることもある。STI は特別な感染症ではなく，日常的に誰にでも起こりうるもので，以下のような特徴がある。

・性交渉のパートナーも治療が必要 ── 一方のみの治療では感染を繰り返すことがある。
・同時に複数の STI その他の感染症の存在がみられることがある。
　　　例）クラミジア感染症による性器粘膜の損傷が，HIV 感染のリスクを増大させる。
　　　例）エイズと活動性結核がしばしば同時に存在する。

・コンドーム使用が特に HIV 感染の予防に有効。ピル内服による避妊は STI の予防ではない。

・リプロダクティブヘルスへの影響——母子垂直（経胎盤，経産道，経母乳）感染のリスク，不妊症のリスク。子宮頸がんによる骨盤内臓器の手術の可能性。

・HPV（ヒトパピローマウイルス）など腫瘍性病変（子宮頸がん，尖圭コンジローマ）を引き起こすものがある。

名前が比較的よく知られている STI には，近年の流行が繰り返し取り沙汰されている梅毒（図2-1）をはじめ，淋菌感染症，性器クラミジア感染症，性器ヘルペス感染症，HIV 感染症／エイズ，尖圭コンジローマ，腟トリコモナス，細菌性腟症，ケジラミ症，性器カンジダ症，非クラミジア性非淋菌性尿道炎，A 型肝炎，B 型肝炎，C 型肝炎，赤痢アメーバ症などがある[1]。STI の中には，性的接触以外の感染経路を持つものもある。

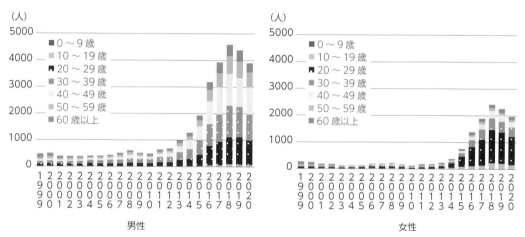

図 2-1 日本の年代別梅毒感染者数 [2]

HIV 感染症・エイズ

HIV（ヒト免疫不全ウイルス：Human Immune Deficiency virus）は免疫を担当する CD4 陽性リンパ球（白血球）に感染し，免疫そのものの機能破壊を起こす。性行為において感染者の血液・粘膜分泌液などが宿主の血中に侵入することで感染する代表的な STI である。ほか，感染血液・血液製剤の使用，注射針の共用（回し打ち）や，胎盤経由，出産時，母乳を介した母子垂直感染もある。

感染後数週間で感冒様症状が出ることがあり，6〜8 週後に HIV 抗体が検出されるようになるが，以後数年にわたり自覚症状がない無症候期が続く。免疫機能の低下とともに，免疫が機能していれば通常は感染・発症しないような感染症（日和見感染症）や特殊な腫瘍性病変が顕在化し，**エイズ（後天性免疫不全症候群**：Acquired Immunodeficiency Syndrome；AIDS）の状態となる。免疫機能低下を示唆し，エイズ発症の基準となる 23 の指標疾患がある。

日本では，HIV 感染症は感染症法により 5 類感染症に定められ，診断した医師による保健所への届け出が全例について義務付けられている。2021 年（令和 3 年）に報告された日本の HIV 感染

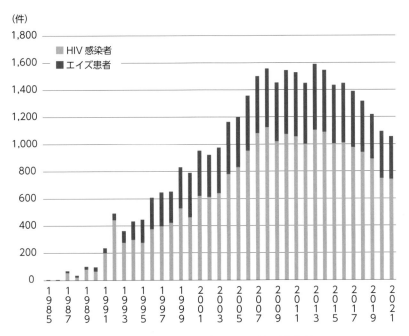

図2-2　日本の新規 HIV 感染者・エイズ患者報告数の推移 [3]

は742例，エイズは315例と合わせて1,057例の新規報告があった [4]。日本では男性，同性間性的接触による感染が想定される例が多い。2007年頃からは増加に歯止めがかかり，近年は減少傾向にも見える。一方で，エイズを発症して初めて受診・検査がなされる例が，新規患者の3割を占めている [3, 4]。長い無症候期間があることから，実際には，より多数の感染者の存在も懸念されている。

治療による予防（U = U, Undetectable = Untransmittable）

　抗ウイルス薬が早期に，適切に投与された HIV 感染者の血中ウイルス量は低い状態に保たれ，免疫機能を損なうことなく通常の生活を送ることが可能となった。一方，血中の HIV ウイルスが治療により検出限界値未満に維持されたとき，コンドームを使用せずに性行為を行っても陰性パートナーへの HIV 伝播が起こらないことが示された。このことは HIV の早期検査と治療が感染者だけではなく，周囲の非感染者の感染機会を減らすことを示唆し，早期発見と介入が，感染者の予後改善のみならず，社会全体にとって有益であることを意味する [5]。しかしながら日本では，社会的・心理的障壁によって，早期の検査は必ずしも進んでいない実態がある。

　[注意] 他の STI の存在や，上記が必ずしも当てはまらない等を考慮し，STI 予防のためのコンドームの使用は引き続き推奨される。

HIV 感染症の世界的動向

　USAIDS（アメリカ合衆国国際開発庁）によると，2021年の HIV 感染者数推計は全世界で3,840

万人，54％が女性か少女である。150万人が新たに感染し，65万人が，エイズに関連した原因により死亡している（図2-3）。抗ウイルス薬，検査・治療へのアクセシビリティの改善はエイズ関連死亡を減らし，感染者数が多い東部・南部アフリカ地域の新規感染も減少している（図2-4）。一方で近年，新規HIV感染が増加している国もあり，東欧・中央アジア，中東・北アフリカ，ラテンアメリカ地域では人口10万人あたりの新規感染者数が増加傾向である（図2-4）。

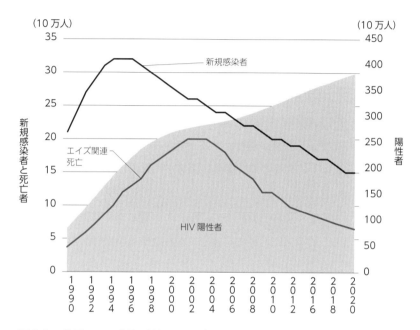

図2-3 世界のHIV新規感染とエイズ関連死亡数（左軸：線グラフ）と
HIV陽性者数（右軸：面グラフ）[6]

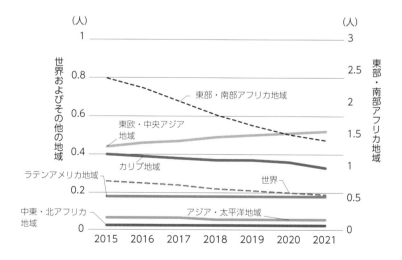

図2-4 地域別人口10万人あたり新規診断されたHIV陽性者 [6]
右軸：東部・南部アフリカ地域
左軸：それ以外の地域と世界

2.1.3 結核

　結核は，結核菌（細菌）による呼吸器感染症であり，空気感染が主たる感染経路である。主として肺に感染するが，免疫低下状態にある人や小児などでは，リンパ節など様々な臓器に病変ができる。結核菌は感染したとしても必ずしも発症はせず，多くの人で潜在性結核感染症のままとなり，生涯，活動性結核の発症に至らない。加齢・疾病などに伴い免疫機能が低下するとき，顕在化（発症）のリスクが高まる。喀痰や結核菌を含む腫瘤病変から直接結核菌を分離することが主たる診断方法であるが，最近は結核菌に特異的なマーカーを用いた血液検査（IGRA）の併用も盛んになっている。

　日本の新規の結核発症（罹患率）は，2020年（令和2年）に人口10万人あたり10.7であったが，2021年に同9.2となり，結核の中蔓延国から，低蔓延国になった（図2-5）[7]。結核は過去の病気と思われがちで，時に受診や発見が遅れ，集団感染がみられることもある。日本人の新規結核患者のおよそ70%は65歳以上の高齢者で，潜在感染症が高齢化に伴う全身状態や免疫機能の低下に伴って顕在化すると考えられている。一方，近年は，より若年の外国出生の患者も増加している[7]。また，関節リウマチや様々な自己免疫疾患，がんの治療に免疫抑制作用を持つ薬剤が頻用されるようになったことから，こうした治療と関連して潜在性結核感染症からの活動性結核の発症が懸念されている。

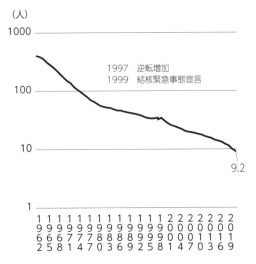

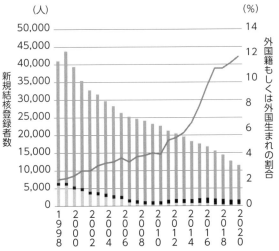

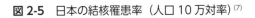国籍または出生国不明 ■外国籍もしくは外国生まれ ■日本生まれ

図 2-5　日本の結核罹患率（人口10万対率）[7]

図 2-6　日本の新規登録全結核患者（積み上げ棒グラフ）[8]
　　　　左軸（棒グラフ）：国籍もしくは出生国別
　　　　右軸（線グラフ）：外国生まれの割合

HIV と結核

HIV 感染者の結核発症リスクは，HIV 非感染者の 20 倍にもなる。結核は HIV 陽性者における主要な死亡原因の 1 つである。HIV 感染症において，検査治療へのアクセシビリティは非常に重要であるが，このことは結核においても言える。2020 年からの新型コロナウイルス感染症のパンデミックは，医療の機能不全（必要な受診ができない等），貧困の悪化などを招き，このことは HIV 感染症，結核の検査・治療にとっても大きな試練となった。世界の結核の新規の報告者数は，2020 年に 580 万人であったが，この数値は 2019 年に比して 18% の低下となった。これはパンデミックによって結核の検査・治療へのアクセシビリティが阻害されたことによると考えられ，世界の結核撲滅の取り組みの減速が懸念されている[9]。

2.1.4 One Health（ワンヘルス）

世界人口の増加，頻回な移動・旅行，農地の拡大，森林の減少，温暖化など人を取り巻く環境や人と動物とのかかわり方は変化している。人の移動と食肉を含む食物輸出は，感染症が世界中に広がる可能性を増大させ，野生動物との接触機会の増加は**人獣共通感染症**（zoonoses）のリスクを高めている。人と動物が同じ病原体に感染する人獣共通感染症は，古くから存在し，珍しいものではない。人にとって経験のない未知の新しい感染症（**新興感染症**）が生じるとき，多くの場合それは人獣共通感染症である。食用肉の安定供給は家畜動物の健康状態に左右され，また世界中で懸念されている抗菌薬の薬剤耐性は人の医療だけではなく，家畜への不適切な抗菌薬投与にも関連がある。人の健康と生活はもはや身近な生活圏の中だけで考えることは不可能であり，動物や自然環境とのかかわりの中で考える必要があるが，この概念・考え方が **One Health** である。

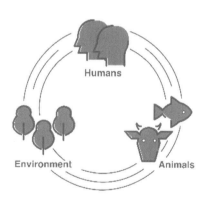

図 2-7　One Health [10]

2.2 NCD（非感染性疾患）

心血管疾患，がん，慢性呼吸器疾患などのNCD（Non-Communicable Diseases：非感染性疾患）への対策は，日本に限らず世界的な課題である。NCDの行動におけるリスクとしては「過剰な塩分摂取，過量飲酒，身体不活動，喫煙」が，生物学的なリスクとしては「高血圧，糖尿病，肥満」が指摘されており，予防はこれらの低減や適切な治療管理をすることである[11]。

2.2.1 がん

日本では人口が高齢化し，がんの新規罹患数と死亡数は増加傾向である。日本人の2人に1人がその生涯でがんと診断されるほど多くの人が罹患する。一方で，年齢の影響を除くと（年齢調整後）がんの新規罹患は2010年頃からは増加傾向は示さず，死亡は1990年代半ばをピークに減少している[12]。がん登録推進法（がん登録等の推進に関する法律）により，科学的根拠に基づいたがん対策や医療提供のため，すべての病院と指定された診療所にがん患者の情報の届出が義務づけられ，データが集められている（図2-8）。

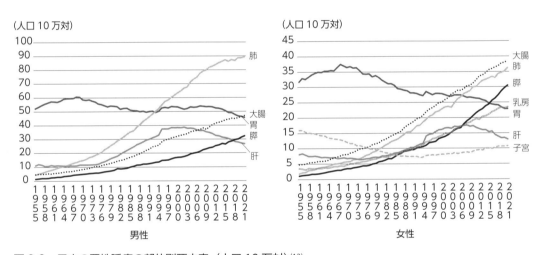

図 2-8 日本の悪性腫瘍の部位別死亡率（人口10万対）[13]

2.2.2 喫煙とがん

多くのがんにおいて，喫煙がその要因として指摘されてきた。喫煙との因果関係が確実とされる疾病は，肺がんや咽頭がん以外の多くのがん，および慢性閉塞性肺疾患（COPD）をはじめとするNCDなど多岐にわたる（図2-9）。

2019年（令和元年）の国民健康・栄養調査結果によると，日本の習慣的喫煙者割合は男性27.1%，女性7.6%。全体として喫煙率は減少傾向である（図2-10）。年齢階級別にみると，30〜60歳代男性では喫煙者割合が高く3割を超えている（図2-11）。男女ともに，70%の喫煙者は紙巻

たばこ喫煙，20％が加熱式タバコのみ，その他がどちらも喫煙している[15]。たばこの葉もしくはその加工品を加熱して蒸気を吸引するたばこ製品が加熱式タバコであり，その主流煙にはニコチン等の有害物質が含まれている。流通からの日が浅く，十分な健康影響のデータが得られていない。

他者が喫煙したたばこの副流煙や，吐き出した煙には多くの有害物質が含まれており，これを吸引すること（**受動喫煙**）による健康被害が明らかになった。受動喫煙による健康影響が確実とされているものには，肺がん，虚血性心疾患，脳卒中，臭気・鼻への刺激感，乳幼児突然死症候群（SIDS），喘息の既往があげられる[16]。ラグビーワールドカップ，東京オリンピック・パラリンピックを控えた2018年（平成30年）に健康増進法が改正され，2020年4月より飲食店を含む「多数の者が利用する施設」（一部例外あり）における喫煙が禁じられた。

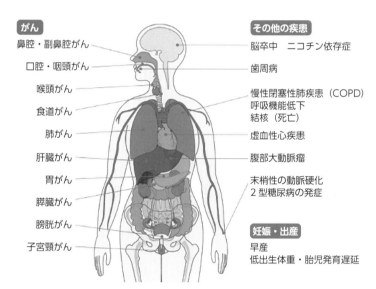

図 2-9　喫煙による健康影響（確実なもの）[14]

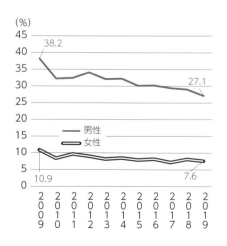

図 2-10　日本の喫煙者割合推移 [15]

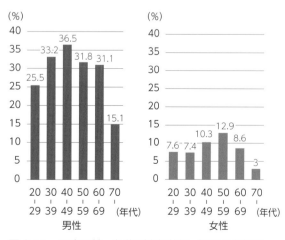

図 2-11　日本の性・年代別喫煙状況（2019 年）[15]

2.2.3 がんと就業

　多くのがんで生存率は上昇しており，がんになっても働き，社会生活を送ることができるようになった。一方で，仕事と治療の両立には職場の支援が必要である。同様の状況は，がん以外の疾患や障がいや高齢労働者等についても言えるが，特にがん患者の就業支援の必要性が注目されている。働く意思と能力にもかかわらず，がん患者であるために就労・復職が困難になる場合があることから，厚生労働省や国立がん研究センターが調査研究やマニュアル作成などを通して就業支援の促進をしている。

2.2.4 AYA世代（思春期・若年成人）のがん

　小児〜若年成人に生じるがんには，喫煙などの生活習慣と関連のない，多種多様かつ稀ながんが多い。一方で，中高年に比して患者数は少なく，また治療可能な医療機関が限定され，治療者側も治療の経験が少ない可能性が懸念されている。15歳以上40歳未満の **AYA**（Adolescent and Young Adult；思春期・若年成人）**世代**の年間の新規罹患（新たに診断された例）はおよそ2万人である[17]。白血病や脳腫瘍など希少がんが相対的に多いが，30代の女性では乳がん，子宮頸がんなどが多くなる[17]。AYA世代は，就学・就職，妊娠・出産などの重大なイベントが多い年代でもあり，特にその支援が急がれる[18]。

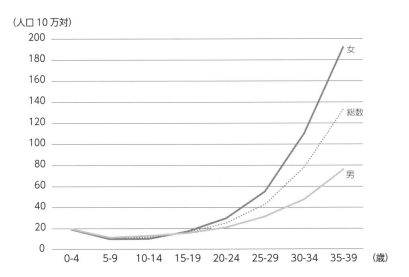

図2-12　日本の小児〜AYA世代　全がんの罹患率（2019年）（人口10万対）[17]

2.3 環境要因・事故による健康への影響と危機管理

感染症，NCD，メンタルヘルス以外にも，健康影響をもたらす要因は多々存在する。年齢階級別の死因を見ると，4歳以下では先天奇形・変形および染色体異常が最多であるが，5～9歳で悪性腫瘍が多く，また不慮の事故も増える。10～39歳では自殺が死因の第1位である。40歳を超えると悪性新生物（がん）による死亡が最多となり，また心疾患も増える。さらに高齢になると老衰が死因となる例が増える（図2-13）[19]。

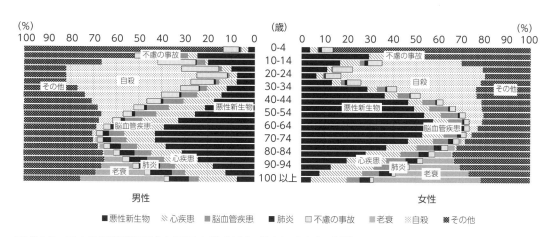

図 2-13 日本の年齢階級別主な死因の構成割合（2021年）（死亡数）[19]

2.3.1 熱中症

暑熱環境において身体は，末梢血管拡張や発汗による気化熱冷却によって，体温を調節する。発汗により体内の水分量が不足（脱水）することで熱放散の効率が下がり，また暑熱が人の体温調節能力を上回れば体温は上昇し，様々な症状を呈する熱中症となる。多量の発汗は血中の電解質の喪失にもつながる。汗腺が未発達の小児や，持病・加齢による体温調節機能の低下した人は，熱中症になりやすい。乳幼児は自分で暑熱環境から移動・対処することができないなど身体機能によらないリスク要因も考慮しなければならない。

2021年5～9月の日本の熱中症による救急搬送人数は47,877人（図2-14）で高齢者が多かった。また，同年の熱中症による死亡は755人，70歳以上がその多くを占めた（図2-15）。

熱中症は気温以外に，湿度や日射・輻射，風の要素によってその危険性が変わる。これらを考慮して算出したものが，**暑さ指数**（WBGT：Wet Bulb Globe Temperature：湿球黒球温度）である。日常生活，スポーツ，労働現場など様々な活動と対象者によってWBGTに応じた行動指針が学会や関係する団体から示されている（図2-16）。

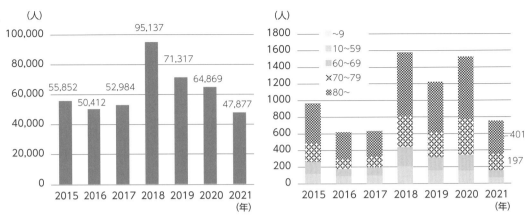

図 2-14 熱中症による救急搬送人員の年次推移 [20]

図 2-15 2021 年の熱中症による死亡数 (年齢区分ごと) [20]

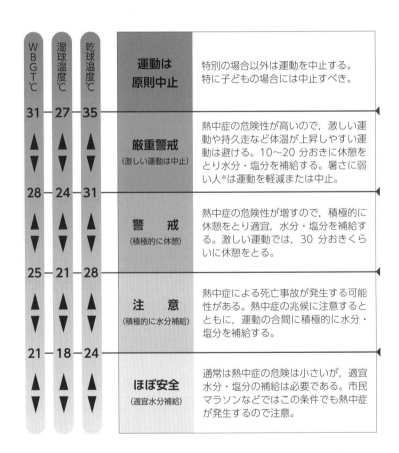

図 2-16 熱中症予防運動指針（公益財団法人日本スポーツ協会）[21]

2.3.2 救急

　消防庁の報告によれば，2020年中の日本の救急自動車（救急車）の救急出動は593万3,277件であり，およそ5.3秒ごとに1回の割合で出動している。64.9%が急病による要請で，一般負傷（けが）が16%，交通事故は6.2%であった。高齢者の搬送件数が増加しており，2020年には全搬送人員の62.3%が65歳以上であった。救急要請の電話から救急車が現場に到着するまでに要した時間は全国平均で約8.9分，病院収容までの所要時間約40.6分で，どちらも延長傾向である[22]。

■ AED（自動体外式除細動器）

　心原性心肺停止は，突然の心臓の拍出（ポンプ）機能の停止による卒倒・虚脱であり，原因として心筋梗塞などがある。その直後はしばしば心室細動という不整脈の状態があり，早期の電気的な除細動が，救命と長期的予後改善のために有効である。**自動体外式除細動器**（AED：Automated External Defibrillator）は心臓の除細動（電気ショック）を行うための機械で，2004年からは医療者でなくともすべての人が使えるようになり，人の集まる場所やスポーツの練習・試合などの場に設置されることが増えた。2020年に一般市民が目撃した心原性心肺機能停止傷病者数は25,790人，うち58.1%に対しバイスタンダー（居合わせた目撃者）が心肺蘇生を実施，さらにそのうちの1,092人については AED による除細動が実施された。AED 使用にかかわらずバイスタンダーによる心肺蘇生をした例の1ヵ月後の社会復帰率は10.2%，バイスタンダーが心肺蘇生をしなかった例では3.8%であった。心肺蘇生が行われ，かつ AED が使われた1,092例のうち581人が1ヵ月後生存し，479人（AED 使用例の43.9%）が1ヵ月後に社会復帰した（図2-17）[22]。その場に居合わせたバイスタンダーによる心肺蘇生，AED 使用は，傷病者の生存率や社会復帰率を改善する重要な要因である。

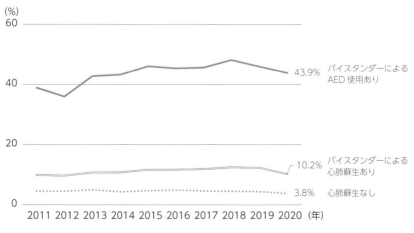

図 2-17　一般市民に目撃された心原生心肺停止例の1カ月後社会復帰率[22]

2.3.3 災害

災害の定義

国連防災機関（UNDRR：United Nations Office for Disaster Risk Reduction）の定義によると，災害（Disaster）とは，何らかのハザード（hazards）の発生とハザードに暴露（Exposure）される集団や財産の存在と，その集団の脆弱性（vulnerability）との相互作用の中で引き起こされた集団または社会の深刻な機能不全とされている[23, 24]。ハザードとは，死亡・負傷・その他の健康影響，物的損害，社会・経済的混乱，または環境悪化を引き起こしうる事象のことで，自然現象や人間の活動によるものがある。ハザードは単一のこともあるが，連続・同期して存在することもある（例：森林伐採後の地滑りや洪水，気候変動による熱波），また ICT 関連ハザードのように，社会の変化とともにハザードも変化する。UNDRR は，温暖化と社会の変化の中で災害の起こる頻度が増し，今後も増えることを予想している[25]。

日本の災害対策基本法は，災害とは「暴風，竜巻，豪雨，豪雪，洪水，崖崩れ，土石流，高潮，地震，津波，噴火，地滑りその他の異常な自然現象又は大規模な火事若しくは爆発その他その及ぼす被害の程度においてこれらに類する政令で定める原因により生ずる被害」と定義している[26]。

災害は，家屋の損壊や公共サービスの中断などの目に見える物理的なダメージのほかに，経済・人的，環境への影響をもたらす。それらは地域限定的なこともあるが，しばしば長期かつ広範囲に及び，時に影響を受けたコミュニティや社会の対応能力を超える。地震などでの外傷のように発災直後のこともあれば，社会機能の低下によって医療が受けられないための疾病の悪化や精神的負荷などは遅れて認識され，また影響は長期に及ぶことがある。

2019年終盤に発生した新型コロナウイルス感染症は，世界的な規模で広がる流行（**パンデミック**）となった。パンデミックによってもたらされた災害の健康への影響は，感染症に罹患することそのものだけではなく，医療機関の機能破綻により受診できないなどの健康影響，恐怖や差別など心理的負荷，経済的なダメージによる生活の質の低下とそのための健康被害というように，生活の至るところにみられる。

国の内外にかかわらず，洪水，地滑り，ハリケーン，地震など災害のニュースに触れることは珍しくない。世界の多くの地域では，人々が貧困や脆弱な社会インフラの中で生活している。災害とはハザードの質とそれが生じる場所に住む人々の脆弱性の結果であり，社会的に脆弱な人々・地域ほど災害は大きくなり，長期化する。世界では，1日1.9米ドル以下の絶対的貧困ライン以下で暮らす人々の数が年々減少傾向であったが，新型コロナウイルス感染症のパンデミックはこの流れを鈍化させた[25]。

また，食料や燃料は輸出入を通して世界で流通しており，特定の地域の災害影響が，離れた別の地域の人々の生活に影響することも考えなければならない。

▌BCP（事業継続計画）

　災害影響下ではしばしば日常業務の遂行は困難となるが，事前の準備によってその災害を小さくしようとする考えがある。災害影響下でも業務を中断させず，または早期に復旧させるための計画が事業継続計画（BCP：Business Continuity Plan）であり，企業，行政や病院などBCPを策定しているところは多い（図2-18）。とくに行政や医療機関は，自らの被災により機能が制限された状況下で，災害関連業務や傷病者の増加などに伴って求められる業務量が増大するという特徴がある。

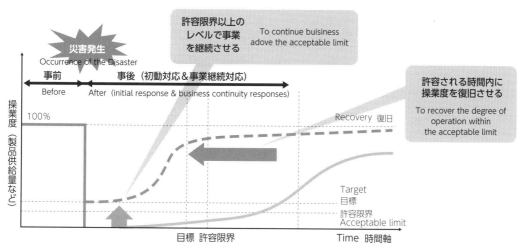

図2-18　BCPの概念図 [27]

〔引用文献〕
(1)　一般社団法人日本性感染症学会「性感染症診断・治療ガイドライン2020」
(2)　厚生労働省　性感染症報告数（2004年〜2020年）　年齢（5歳階級）別にみた性感染症（STD）　報告数の年次推移　https://www.mhlw.go.jp/topics/2005/04/tp0411-1.html
(3)　厚生労働省　令和2年版厚生労働白書　図表8-3-7　新規HIV感染者・エイズ患者報告数の推移とエイズ動向調査　https://www.mhlw.go.jp/stf/wp/hakusyo/kousei/19/backdata/02-08-03-07.html
(4)　厚生労働省エイズ動向委員会　令和3（2021）年エイズ発生動向　https://api-net.jfap.or.jp/status/japan/data/2021/nenpo/r03gaiyo.pdf
(5)　大北全俊，井上洋士，山口正純，白阪琢磨「U＝U：Undetectable＝Untransmittableとは何か：「ゼロ」の論理について」日本エイズ学会誌22（1）19-27（2020）
(6)　USAIDS. HIV Estimates With Uncertainty Bounds 1990-PRESENT　https://www.unaids.org/en/resources/fact-sheet
(7)　結核予防会 令和3年結核年報集計結果について（図表編）図1　https://jata-ekigaku.jp/nenpou/
(8)　結核予防会 結核年報2021　結核発生動向概況・外国生まれ結核（2022.9.15）　新登録全結核患者の発生動向年次推移，国籍または出生国別，性別，1998〜2021年　https://jata-ekigaku.jp/nenpou/
(9)　World Health Organization Global Tuberculosis Report, 1. COVID-19 and TB　https://www.who.int/publications/digital/global-tuberculosis-report-2021/covid-19
(10)　World Organization for Animal Health Global health risks and tomorrow's challenges　https://www.woah.org/en/what-we-do/global-initiatives/one-health/
(11)　World Health Organization　Newsroom/Noncommunicable diseases　https://www.who.int/news-room/fact-sheets/detail/noncommunicable-diseases
(12)　国立研究開発法人国立がん研究センター　がん情報サービス　https://ganjoho.jp/reg_stat/statistics/stat/annual.html
(13)　厚生労働省　令和3年人口動態統計　上巻　死亡　第5.24表　悪性新生物による主な死因（死因簡単分類）別にみた性・年次別死亡数及び死亡率（人口10万対）
(14)　厚生労働省 生活習慣病予防のための健康情報サイト　喫煙者本人の健康影響　https://www.e-healthnet.mhlw.go.jp/information/

tobacco/t-02-002.html

(15) 厚生労働省　令和元年　国民健康・栄養調査結果の概要　https://www.mhlw.go.jp/content/10900000/000687163.pdf

(16) 厚生労働省 生活習慣病予防のための健康情報サイト　受動喫煙−他人の喫煙の影響　https://www.e-healthnet.mhlw.go.jp/information/tobacco/t-02-002.html

(17) 国立がん研究センターがん情報サービス「がん統計」（全国がん登録）　https://ganjoho.jp/reg_stat/statistics/data/dl/index.html

(18) 国立がん研究センター中央病院 AYA サポートチーム活動の手引き　https://www.ncc.go.jp/jp/ncch/info/team/060/ayasupprotbook.pdf

(19) 厚生労働省　令和3年（2021）人口動態統計月報年計（概数）の概況．性・年齢階級別に見た主な死因の構成割合（2021）https://www.mhlw.go.jp/toukei/saikin/hw/jinkou/geppo/nengai21/index.html

(20) 総務省消防庁　令和3年（5月から9月）の熱中症による救急搬送状況　https://www.fdma.go.jp/disaster/heatstroke/items/heatstroke_geppou_2021.pdf

(21) 公益財団法人日本スポーツ協会　熱中症予防のための運動指針　https://www.japan-sports.or.jp/medicine/heatstroke/tabid922.html

(22) 総務省消防庁　令和3年版 救急・救助の現況　https://www.soumu.go.jp/main_content/000784652.pdf

(23) United Nations Office for Disaster Risk Reduction（UNDRR）Terminology "Disaster"　https://www.undrr.org/terminology/disaster

(24) The Asian Disaster Reduction Center（ADRC）FY2005 Annual Report　https://www.adrc.asia/publications/annual/05/05eng/index.php

(25) United Nations Office for Disaster Risk Reduction（UNDRR）．Global Assessment Report on Disaster Risk Reduction 2022（GAR2022）　https://www.undrr.org/publication/global-assessment-report-disaster-risk-reduction-2022

(26) e-Gov 法令検索　災害対策基本法　https://elaws.e-gov.go.jp/document?lawid=336AC0000000223

(27) 内閣府　日本の災害対策　2021年　https://www.bousai.go.jp/1info/pdf/saigaipamphlet_je.pdf

第**3**章 メンタルヘルス

　ものごとは心にもとづき，心を主とし，心によってつくり出される[1]。

　ここに引用したのは，ブッダによる法句経（ダンマパダ）の第1，2偈の冒頭部である。宗教色が出ることを恐れずに言えば，「幸福」を考える際に物質や身体に心が先立つことが直接的に述べられている。

　これまで見てきたように，終戦後は食料や医薬品・衛生材料の不足，感染症のまん延などが保健医療施策の中心であったが，高度経済成長を背景に医療提供体制が整備され，脳血管疾患やがん，心疾患といった生活習慣病へと疾病構造が変化した。さらに，平成25（2013）年度からは厚生労働省により，それまで4大疾病とされていたがん，脳卒中，急性心筋梗塞，糖尿病に新たに精神疾患が加えられ，地域医療の基本方針となる医療計画に「5大疾病」として盛り込まれることとなった。職場でのうつ病や高齢化に伴う認知症の患者数が年々増加していることを背景に，心（精神）の健康が国民に広く関わる問題として重点的な施策の対象となったわけだが，災害や重大事件の際にPTSD（Post Traumatic Stress Disorder）やこころのケアが問題とされ，不登校・いじめ・発達障害などを背景として学校現場にスクールカウンセラーが配置されるようになるなど，心に関する関心やニーズはますます高まっている。また，WHO（世界保健機関）による「健康」の定義が「単に疾病又は病弱の存在しないということではない」とするならば，平成年間に起きたオウム真理教にまつわる数々の事件なども考察に含められるべきかもしれない。

　本章では，大学生，すなわち青年期の心理を中心に，その中でも自殺の問題に特に焦点を当てて述べる。

3.1 青年期の心理

　人生の発達段階の中でも，思春期・青年期は子どもから大人への移行期，過渡期であるとされるが，思春期の始まりが第二次性徴という極めて生物学的な変化から規定されるのに対し，青年期は心理社会的な変化という特徴をもっており，近代化という社会的・歴史的背景のもとに誕生したと考えられている[2-4]。すなわち，産業革命による生産力の向上に伴い，核家族化と少子化が進行し，数少ない子どもを大切に育てることに関心が向けられるようになった結果，労働義務が猶予され，

将来の職業や生き方を模索する時期が生じることとなったとされている。いずれ社会の担い手となるための準備期間を利用して，自分探しに専念し，自分の生き方を探求する時期として意味のある時間を過ごすことができるようになった反面，ニートやひきこもりなど，青年期が延長したことの弊害と捉えられる問題も数多く指摘されている。

　青年期研究の先駆者であるホールによれば，青年期は「疾風怒濤（Sturm und Drang）」の時代であると表現され，不安と動揺に満ちた危機的な時期であるとされてきた[4]。このような青年期危機説の中では，エリクソンによるアイデンティティ（identity：自我同一性）論が代表的で，よく知られているものである[2-4]。エリクソンは人生を8つの発達段階に分けて記述する漸成的発達論（epigenesis）を唱え，それぞれの段階には固有の社会的危機があって，ある段階の危機が首尾よく解決されれば次の危機の解決の準備に入ることになるが，解決できなかった場合，将来，より深刻な危機に直面することになるとした（図3-1）。ここでの青年期とは「アイデンティティの確立を模索する心理的モラトリアムの時期」とされ，自分が独自の特性を持っており他人とは違うこと（独自性・単一性），過去と現在の自分との連続性を感じられること（不変性・連続性），自分がいずれかの社会に帰属しており認められているという感覚（帰属性）が調和をなして統合され，「これこそが自分だ」という感覚が獲得されることが課題とされた。逆に，自分が何者か分からず，自分の役割を選択できないなどの状態に陥る可能性もあり，これをアイデンティティの対概念としてアイデンティティ拡散と呼んだ。エリクソンの理論によれば，アイデンティティの感覚に確信を持つことは，次の段階である初期成人期の親密性の課題を達成するための基盤的な条件ともなる。生涯発達心理学の観点から，アイデンティティの確立に関連するとされている発達課題を表3-1にあげた。

表3-1　青年期の発達課題[4]

両親からの自立	実家を離れ，独居する者も増えてくる時期。それまで役割モデルであった親への批判的視点も増す。そのために生じる物理的・情緒的な不安定さから，安定へ向けて自分をコントロールしていく。
性役割の同一性	第二次性徴で生じた身体的変化を受容するとともに，その性として社会から期待される性役割と自信のあり方の合致について考える。結婚も視野に入りうるので，異性にどう見られるかという点でも，性役割を意識する。
道徳性の内在化	自分が自立して生きていこうとする社会にある既存の価値体系と，自分がそれまで培ってきた価値観を合致させつつ，自分なりの価値観を再構成していく。
職業選択	就職を前にし，迷いながらも，職業を選んでいく。自分の職業観や能力，適性を吟味する。職業のための準備期間でもある。
アイデンティティの確立	上記の4つのほか，友人関係，趣味，自分の性格などさまざまなことを吟味し，自分というものを問い直す。これらを統合し，アイデンティティを確立する。

社会的発達／生物的発達	1	2	3	4	5	6	7	8
Ⅷ 老年期								統合 対 絶望
Ⅶ 成人期							世代性 (生殖性) 対 停滞	
Ⅵ 成人前期						親密 対 孤独		
Ⅴ 青年期					アイデンティティ 対 アイデンティティ拡散			
Ⅳ 学童期				勤勉性 対 劣等感				
Ⅲ 遊戯期			自発性 対 罪悪感					
Ⅱ 幼児期前期		自律性 対 恥・疑惑						
Ⅰ 乳児期	基本的信頼 対 基本的不信							
人格的活力 (strength)	希望 (hope)	意志 (will)	目的 (purpose)	有能 (competence)	誠実 (fidelity)	愛 (love)	世話 (care)	知恵 (wisdom)

図3-1　エリクソンによる漸成発達図式[5] (一部改変)

図の対角線上にプラスの力とマイナスの力のバランス関係として示されたのがその発達段階の危機である。
プラスがマイナスを上回ったときに人格的活力が生まれるとした。

第**3**章　メンタルヘルス

　以上のような青年期危機説に対し，その後，青年期は他の発達段階に比べて危機が少ないとする青年期平穏説も唱えられ，また，思春期の前傾化や高度教育化によって，従来では22〜23歳頃が青年期の終期とされてきたところ，近年では30歳前後までを青年期に含める遷延化現象も指摘されている[2]。このように，青年期は社会文化的な影響を受けながら流動的に変化していくという特徴があり，青年期をめぐる議論もいまだまとまりを欠いているのが現状である。特に現代の日本においては明確な反抗期を欠き，思春期の心理的な発達課題を青年期に先送りするという心理的な成熟の遅れが目立つ一方で，社会の経済的不況や価値観の多様化・流動化が進む中，以前よりも強いプレッシャーにさらされながら社会に出て行かざるを得ないという青年の置かれた困難な状況を指摘する向きもある。

3.2　青年期の自殺

　ここまで述べたのは一般的な人間を対象とした生涯発達心理学に基づく内容であり，人生のいずれかの時期で不適応となり事例化した場合について考えるには精神医学（精神病理学）の知見が必要となる。青年期に特徴的に認められる病理現象は種々存在するが，ここでは最も深刻な問題と考えられる自殺を取り上げる。

3.2.1　近年の自殺者数・自殺死亡率の推移

　日本における年代別の死因順位をみると，15〜39歳の各年代の死因の第1位が自殺であり，男女別にみた場合でも，男性では15〜44歳，女性では10〜29歳で自殺が第1位である（表3-2）。先進国（G7）の中で比較してみると，10歳代および20歳代で死因の第1位が自殺となっているのは日本だけであり，このような状況は国際的にみても深刻であることがわかる（表3-3）。

　それでは，経年的に自殺者数や自殺死亡率をみた場合，どのようなことがわかるだろうか。自殺統計の年次推移をみると，平成10（1998）年以降に大きなピークがあり，特に男性において変動が大きいことが読み取れる（図3-2）。このピークには，40〜60歳代の男性の自殺死亡率の増加が大きく寄与していることがわかっており，景気の悪化とその後の経済体制の変化が背景にあったと分析されている。年間自殺者が3万人を超えたことは大きな社会的問題とされ，平成18（2006）年の自殺対策基本法の施行につながった。

　その後，経済状況の改善や様々な生活問題への相談窓口の充実，医療の進歩などを背景として平成22（2010）年以降の自殺者数は全体として減少に転じ，令和元（2019）年には2万169人と統計開始以来で最小となったが，2年には2万1,081人と11年ぶりに増加に転じている。3年には2万1,007人と対前年比で74人（約0.4%）の減少を示したものの，女性で見た場合には自殺者数・自殺死亡率とも2年連続で増加しているほか（図3-3），年齢階級別自殺死亡率で見た場合，20歳代ではこの2年間で3.9ポイントもの増加を示しており（図3-4），女性や若年層での増加が全

表3-2 死因順位別にみた年齢階級・性別死亡数・死亡率・構成割合（令和元年）[6]

総数

年齢階級	第1位				第2位				第3位			
	死因	死亡数	死亡率	割合(%)	死因	死亡数	死亡率	割合(%)	死因	死亡数	死亡率	割合(%)
10～14歳	悪性新生物(腫瘍)	98	1.9	23.0	自殺	90	1.7	21.1	不慮の事故	53	1.0	12.4
15～19歳	自殺	563	9.9	47.8	不慮の事故	204	3.6	17.3	悪性新生物(腫瘍)	126	2.2	10.7
20～24歳	自殺	1,040	17.4	50.9	不慮の事故	311	5.2	15.2	悪性新生物(腫瘍)	158	2.7	7.7
25～29歳	自殺	989	16.9	48.1	悪性新生物(腫瘍)	246	4.2	12.0	不慮の事故	223	3.8	10.9
30～34歳	自殺	1,145	17.7	38.4	悪性新生物(腫瘍)	512	7.9	17.2	不慮の事故	259	4.0	8.7
35～39歳	自殺	1,287	17.6	28.7	悪性新生物(腫瘍)	1,091	14.9	24.4	心疾患	409	5.6	9.1
40～44歳	悪性新生物(腫瘍)	2,238	26.2	28.6	自殺	1,498	17.5	19.2	心疾患	846	9.9	10.8
45～49歳	悪性新生物(腫瘍)	4,719	49.0	33.6	自殺	1,825	18.9	13.0	心疾患	1,699	17.6	12.1
50～54歳	悪性新生物(腫瘍)	7,254	86.1	37.1	心疾患	2,572	30.5	13.2	自殺	1,748	20.7	8.9
55～59歳	悪性新生物(腫瘍)	11,738	154.3	42.9	心疾患	3,461	45.5	12.6	脳血管疾患	2,016	26.5	7.4
60～64歳	悪性新生物(腫瘍)	19,308	259.1	45.8	心疾患	5,329	71.5	12.6	脳血管疾患	2,924	39.2	6.9

男

年齢階級	第1位				第2位				第3位			
	死因	死亡数	死亡率	割合(%)	死因	死亡数	死亡率	割合(%)	死因	死亡数	死亡率	割合(%)
10～14歳	悪性新生物(腫瘍)	61	2.3	25.8	自殺	47	1.7	19.9	不慮の事故	25	0.9	10.6
15～19歳	自殺	385	13.2	49.9	不慮の事故	154	5.3	20.0	悪性新生物(腫瘍)	55	1.9	7.1
20～24歳	自殺	748	24.4	52.3	不慮の事故	235	7.7	16.4	悪性新生物(腫瘍)	97	3.2	6.8
25～29歳	自殺	683	22.8	49.8	不慮の事故	173	5.8	12.6	悪性新生物(腫瘍)	131	4.4	9.5
30～34歳	自殺	865	26.2	44.1	悪性新生物(腫瘍)	207	6.3	10.6	不慮の事故	195	5.9	9.9
35～39歳	自殺	961	25.8	33.7	悪性新生物(腫瘍)	421	11.3	14.8	心疾患	317	8.5	11.1
40～44歳	自殺	1,127	26.0	23.1	悪性新生物(腫瘍)	878	20.2	18.0	心疾患	649	14.9	13.3
45～49歳	悪性新生物(腫瘍)	2,019	41.3	22.9	心疾患	1,335	27.3	15.2	自殺	1,319	27.0	15.0
50～54歳	悪性新生物(腫瘍)	3,476	81.7	27.5	心疾患	2,082	48.9	16.5	自殺	1,264	29.7	10.0
55～59歳	悪性新生物(腫瘍)	6,407	168.2	35.1	心疾患	2,812	73.8	15.4	脳血管疾患	1,418	37.2	7.8
60～64歳	悪性新生物(腫瘍)	11,950	324.5	40.9	心疾患	4,203	114.1	14.4	脳血管疾患	2,119	57.5	7.3

女

年齢階級	第1位				第2位				第3位			
	死因	死亡数	死亡率	割合(%)	死因	死亡数	死亡率	割合(%)	死因	死亡数	死亡率	割合(%)
10～14歳	自殺	43	1.7	22.6	悪性新生物(腫瘍)	37	1.4	19.5	不慮の事故	28	1.1	14.7
15～19歳	自殺	178	6.4	43.8	悪性新生物(腫瘍)	71	2.6	17.5	不慮の事故	50	1.8	12.3
20～24歳	自殺	292	10.1	47.7	不慮の事故	76	2.6	12.4	悪性新生物(腫瘍)	61	2.1	10.0
25～29歳	自殺	306	10.7	44.8	悪性新生物(腫瘍)	115	4.0	16.8	不慮の事故	50	1.7	7.3
30～34歳	悪性新生物(腫瘍)	305	9.6	30.0	自殺	280	8.8	27.5	心疾患	64	2.0	6.3
35～39歳	悪性新生物(腫瘍)	670	18.6	41.2	自殺	326	9.0	20.0	脳血管疾患	92	2.6	5.7
40～44歳	悪性新生物(腫瘍)	1,360	32.4	46.5	自殺	371	8.8	12.7	脳血管疾患	199	4.7	6.8
45～49歳	悪性新生物(腫瘍)	2,700	56.9	51.7	自殺	506	10.7	9.7	脳血管疾患	425	8.9	8.1
50～54歳	悪性新生物(腫瘍)	3,778	90.5	54.8	脳血管疾患	530	12.7	7.7	心疾患	490	11.7	7.1
55～59歳	悪性新生物(腫瘍)	5,331	140.4	58.5	心疾患	649	17.1	7.1	脳血管疾患	598	15.7	6.6
60～64歳	悪性新生物(腫瘍)	7,358	195.3	56.9	心疾患	1,126	29.9	8.7	脳血管疾患	805	21.4	6.2

死亡率とは，人口10万人当たりの死亡者をいう。
構成割合は，それぞれの年齢階級別死亡数を100とした場合の割合である。

表3-3　先進国の年齢階級別死亡者数及び死亡率[6]

10－19歳

		日本 2018			フランス 2016			ドイツ 2018			カナダ 2016	
	死因	死亡数	死亡率	死因	死亡数	死亡率	死因	死亡数	死亡率	死因	死亡数	死亡率
第1位	自殺	602	5.4	不慮の事故	412	5.2	不慮の事故	334	4.3	不慮の事故	276	7.0
第2位	不慮の事故	304	2.7	悪性新生物	180	2.3	自殺	192	2.5	自殺	232	5.9
第3位	悪性新生物	225	2.0	自殺	152	1.9	悪性新生物	190	2.4	悪性新生物	104	2.6

		アメリカ 2017			イギリス 2016			イタリア 2017			韓国 （参考） 2019	
	死因	死亡数	死亡率	死因	死亡数	死亡率	死因	死亡数	死亡率	死因	死亡数	死亡率
第1位	不慮の事故	4,790	11.5	不慮の事故	329	4.4	不慮の事故	302	5.2	自殺	298	5.9
第2位	自殺	3,005	7.2	悪性新生物	198	2.7	悪性新生物	192	3.3	不慮の事故	139	2.8
第3位	他殺	2,002	4.8	自殺	165	2.2	自殺	85	1.5	悪性新生物	109	2.2

20－29歳

		日本 2018			フランス 2016			ドイツ 2018			カナダ 2016	
	死因	死亡数	死亡率	死因	死亡数	死亡率	死因	死亡数	死亡率	死因	死亡数	死亡率
第1位	自殺	2,104	17.7	不慮の事故	1,030	13.8	不慮の事故	754	7.8	不慮の事故	1,071	23.6
第2位	不慮の事故	571	4.8	自殺	575	7.7	自殺	714	7.3	自殺	609	13.4
第3位	悪性新生物	400	3.4	悪性新生物	380	5.1	悪性新生物	409	4.2	悪性新生物	201	4.4

		アメリカ 2017			イギリス 2016			イタリア 2017			韓国 （参考） 2019	
	死因	死亡数	死亡率	死因	死亡数	死亡率	死因	死亡数	死亡率	死因	死亡数	死亡率
第1位	不慮の事故	22,111	49.9	不慮の事故	1,211	13.8	不慮の事故	727	11.6	自殺	1,306	19.2
第2位	自殺	7,815	17.6	自殺	741	8.5	自殺	301	4.8	不慮の事故	357	5.3
第3位	他殺	6,114	13.8	悪性新生物	466	5.3	悪性新生物	290	4.6	悪性新生物	283	4.2

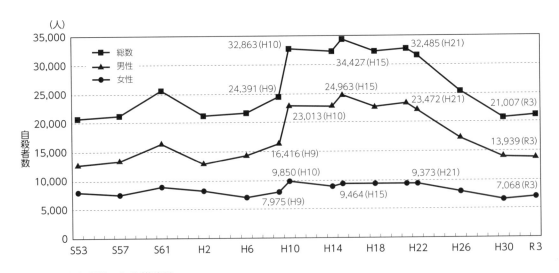

図3-2　自殺者数の年次推移[7]

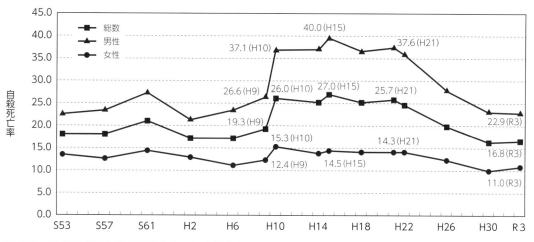

図 3-3 総数及び男女別自殺死亡率の年次推移[7]

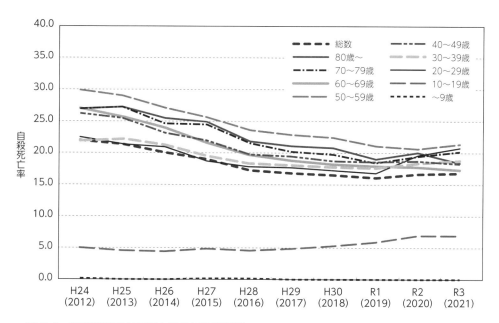

図 3-4 年齢階級別自殺死亡率の年次推移[7]

体の増加要因や背景をなしていることが指摘されている。国立大学保健管理施設協議会による死亡学生実態調査[8]でも同様の結果であり，学部学生でみた場合，令和元年度までの緩やかな減少傾向に対して 2 年度からの明らかな増加と高止まり，大学院学生でみた場合も過去 5 年間の平均自殺死亡率に比べての増加が認められている。

3.2.2 大学生の自殺をめぐる状況

　次に，このような若年層，特に大学生の自殺をめぐる状況について，平成21（2009）年から30（2018）年までの自殺統計[9]を用いて行われた分析結果を詳しくみてみよう。大学生の自殺者における原因・動機をみると，男性においては，「学業不振」，「その他進路に関する悩み」，「うつ病」の比率が高く，女性においては「うつ病」が男性に比べて著しく高くなっていることがわかる（図3-5）。ただし，そもそもうつ病の発症に先立って学業や進路だけでなく，他の問題が深刻化していた可能性もある。自殺統計では自殺者1人につき原因・動機を細分類（表3-4）の中から3つまで計上可能とされていることから，「うつ病」を原因・動機として計上された自殺者について，他にどのような原因・動機が併せて計上されていたかが分析されている（図3-6）。その結果によれば，男女ともに学校問題が4割以上となっており，次いで男性では経済・生活問題，女性では男女問題が続いている。また，月別自殺者数をみた場合，大学生では明らかに3月が多くなっており（図3-7），さらに3月に自殺した大学生の原因・動機としては「その他進路をめぐる悩み」，「学業不振」，「就職失敗」が多くなっており（表3-5），大学生にとって年度替わりの進級・就職関連で自殺の危険性が高まることが示唆されている。また，最近の若年層での自殺死亡率の増加については，

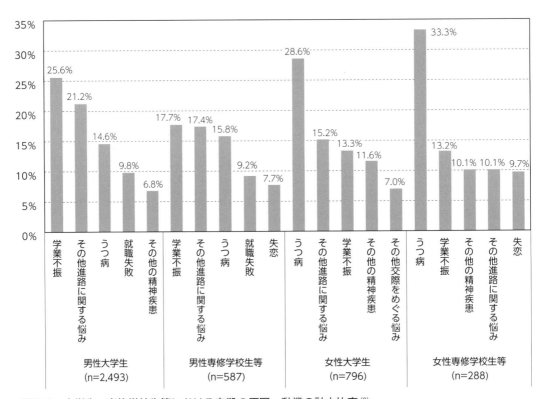

図3-5　大学生，専修学校生等における自殺の原因・動機の計上比率[9]

新型コロナウイルス感染拡大に伴う経済的影響や孤独・孤立化により，精神的に追い込まれやすい環境が続いたことの影響も指摘されている。後でみるように自殺の多くは多様かつ複合的な原因や背景を有しているため，単純に結論付けることはできないが，これらの原因・動機の多くが先にみた青年期の発達課題と共通していることには着目しておく必要があるだろう。

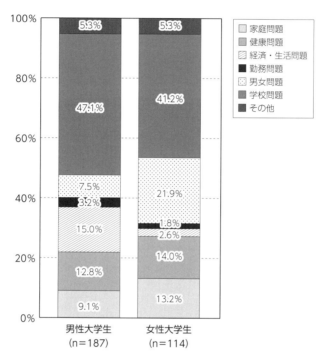

図 3-6 大学生における「うつ病」とともに計上された原因・動機の比率 [9]

n は「うつ病」とともに計上された原因・動機の総和を示す。

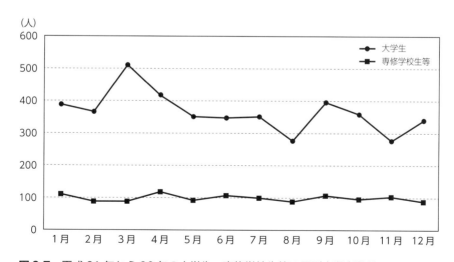

図 3-7 平成 21 年から 30 年の大学生，専修学校生等の月別自殺者数 [9]

表3-4　自殺統計で計上される原因・動機の細分類一覧[9]

家庭問題	健康問題	経済・生活問題	勤務問題	男女問題	学校問題	その他
親子関係の不和	身体の病気	倒産	仕事の失敗	結婚をめぐる悩み	入試に関する悩み	犯罪発覚等
夫婦関係の不和	うつ病	事業不振	職場の人間関係	失恋	その他進路に関する悩み	犯罪被害
その他家族関係の不和	統合失調症	失業	職場環境の変化	不倫の悩み	学業不振	後追い
家族の死亡	アルコール依存症	就職失敗	仕事疲れ	その他交際をめぐる悩み	教師との人間関係	孤独感
家族の将来悲観	薬物中毒	生活苦	その他	その他	いじめ	近隣関係
家族からのしつけ・叱責	その他の精神疾患	負債（多重債務）			その他学友との不和	その他
子育ての悩み	身体障害の悩み	負債（連帯保証人債務）			その他	
被虐待	その他	負債（その他）				
介護・看病疲れ		借金の取り立て苦				
その他		自殺による保険金支給				
		その他				

表3-5　3月に多くなる大学生の自殺の原因・動機[9]

	就職失敗	その他進路をめぐる悩み	学業不振
1月	25	60	61
2月	32	53	75
3月	46	85	121
4月	20	70	68
5月	19	49	59
6月	22	48	44
7月	19	56	55
8月	17	35	53
9月	23	53	64
10月	23	56	54
11月	17	39	41
12月	26	45	48

3.3 自殺予防

3.3.1 自殺対策基本法と自殺総合対策大綱

　これまでみてきたような日本における自殺の問題に対して，どのような対策が可能だろうか。平成18（2006）年に施行された自殺対策基本法には，基本理念として自殺が個人的な問題としてのみ捉えられるべきものではなく，社会的な要因も含め，多様かつ複合的な原因や背景を有するものであることを踏まえて，社会的な取り組みとして総合的に対策が実施されなければならないことが述べられている。これに基づき，19年には政府が推進すべき自殺対策の指針を定めた自殺総合対策大綱が閣議決定され，自殺予防のための調査研究や啓蒙活動，地域や学校・職場の体制整備，うつ病などのメンタルヘルス対策など様々な取り組みが多額の予算を投じて実施されるようになった。

　その中でも，自殺は個人の自由な意志や選択の結果ではなく，多様かつ複合的な原因や背景を有し，多くはうつ病などの精神疾患に罹患した上での，「追い込まれた末の死」であるという認識は重要である[10]。自殺者が最後の行動におよぶ前にどのような精神疾患に罹患していたかをWHOが調査した結果によれば，自殺の直前に精神疾患に該当しなかった人は4％に過ぎないことが示されている（図3-8）。周りから見るとどんなに突発的に見える自殺でも，本人の中では自殺プロセスの進行があると理解される（図3-9）。その途中段階でサポートの不足や欠如があるとプロセスが進行しやすいと考えられるが，逆に言えば，適切なサポートがあれば自殺プロセスから脱出させられる可能性があることにもなる。この点に，相談・支援体制を整備したり，精神疾患に対する適切な治療が行われるようにしたりすれば自殺を防げる余地のあることが示唆されている[10]。また，自殺を考えている人はサインを発しており，家族や周囲による気づきが重要であることも知っておく必要がある。以下では，具体的な自殺の心理的プロセスや相談・対応方法について理解を深めていくことにしよう。

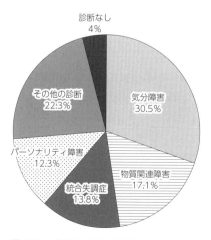

図 3-8　自殺と精神障害[10]

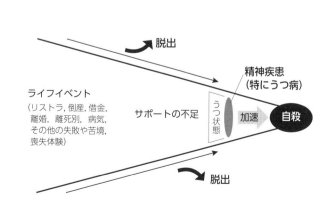

図 3-9　自殺プロセス[10]

3.3.2 自殺の心理的プロセス

　シュナイドマンは自殺の心理的プロセスについて，基本的かつ普遍的な要因を6つあげている[11]。

　①満たされない心理的要求に直接関連した，耐えがたい心理的痛みの感覚
　②深く傷ついた自己卑下。強烈な心理的痛みに耐えることができない自己像
　③極度の心理的視野狭窄と日常行動の非現実的なまでの制限
　④孤独感。重要なきずなのあった人から打ち捨てられ，サポートを失ったという感情
　⑤圧倒されるような極度の絶望感。何も有効なことはできないという感覚
　⑥退出（立ち去ること，出て行くこと，生命を止めること）こそが，耐えがたい苦痛という問題を解決する唯一の手段だという明らかな決定

　ここで，心理的視野狭窄，すなわち人生をみる時の視野が狭くなってしまうことにより，苦痛を解決するための唯一の手段として自殺を選択してしまうという指摘は，自殺プロセスからの脱出を考える上で極めて重要であると思われる。先にみたように，ほとんどの場合で精神疾患に罹患していたとされていることからもわかる通り，自殺が理性的な判断と自己責任に基づいて行われるという見解は精神医学的には支持されない。誰かが自殺を正当なものとして実行しようとしている時，その思考は確実に誤っており，何らかの介入や治療を必要としていると言うことができるだろう。そもそも，生きているからこそ，教育を受けたり，経済活動をしたり，様々なものが必要になるのであって，生きていないのならば何もいらなくなる。つまり，大学生の自殺の原因・動機として多くあげられている就職や学業，男女問題にしても，生きていることに比べれば価値がひとつ下であり，一番上の価値は「生きる」ということなのだということを十分に理解しておく必要がある。

3.3.3 困った時の相談方法・窓口

　現実に自分自身が生きるのがつらく自殺を考えてしまう，周囲の家族や友人が自殺のサインを出している，といった場合には公的な相談先としては以下のようなものがある。また，大学キャンパスであれば，通常は保健管理センターや学生なんでも相談室などが窓口になっており，相談に乗ってもらえるはずである。

電話相談
　こころの健康相談統一ダイヤル（都道府県・政令指定都市による公的電話相談）　0570-064-556
　よりそいホットライン（一般社団法人社会的包摂サポートセンター）　0120-279-338
　いのちの電話（一般社団法人日本いのちの電話連盟）　0120-783-556
　いのちSOS（NPO自殺対策支援センターライフリンク）　0120-061-338

SNS を活用した相談

　　生きづらびっと（NPO 自殺対策支援センターライフリンク）

　　こころのほっとチャット（NPO 東京メンタルヘルス・スクエア）

　　あなたのいばしょチャット相談（NPO あなたのいばしょ）

　　10代20代の女性のための LINE 相談（NPO BOND プロジェクト）

支援情報検索サイト

　　厚生労働省特設サイト「まもろうよ　こころ」

　　　　https://www.mhlw.go.jp/mamorouyokokoro/

　　東京都いのちとこころのほっとナビ

　　　　https://www.fukushihoken.metro.tokyo.lg.jp/kokonavi/

3.3.4 TALK の原則

　実際には公的な相談窓口や専門的な医療機関への相談は敷居が高いという場合も多い。令和3 (2021) 年度の自殺に関する意識調査[12]で最近1年以内に自殺したいと思ったことがある人（191 人）に対し，自殺を考えたときにどのように思いとどまったかを尋ねた結果によれば，医師やカウンセラーを含む専門家や相談員に相談したケースが11％であるのに対し，家族や友人など身近な人に悩みを聞いてもらったという回答の方が25.1％と倍以上も多い（図3-10）。すなわち，特別な専門家でなくても，周囲に自殺の危険性がある人がいれば悩みに気づき，声をかけ，話を聞いて，必要な支援につなげられる「ゲートキーパー」の役割を果たせるようになることが重要である。具体的な対応方法は「TALK の原則」としてまとめられている。

　　T ── Tell　心配していることを言葉にして伝える

　　A ── Ask　「死にたい」という気持ちの有無について率直に尋ねる

　　L ── Listen　「死にたいほどつらい」相手の気持ちを傾聴する

　　K ── Keep safe　安全を確保する

　相手が「死にたい」と言葉にしない場合でも，ずっと元気がない，睡眠や食事が取れていない，いつもならしないようなミスが増えるといった傾向がみられたときには，「ここのところ元気がない様子だから心配しているんだけど，何かあったの？」などと声をかけ，「もしかしたら『死にたい』と思うこともあるの？」と率直に尋ねる。このように書くとこんなことを尋ねてよいのか，自殺を促すような刺激を与えてしまうのではないかと不安になる向きも多いと思われるが，率直に尋ねてしまった方が相手は自分の気持ちを真剣に考えてくれていると受け止め，話しやすくなるとされている。もしも相手が「死にたい」と言葉にした場合には，「死にたいほどつらいんだね」と気持ちを受け止め，その上で「でも，私はあなたに死んでほしくない」とはっきり伝える。この時に

「でもそれは」などと否定的な言葉で相手の話を遮ったり，自分の経験や価値観を押しつけたりするのは禁物で，相手のつらい気持ちを傾聴することを心がける。そして，ひとりきりにしないなど物理的な安全を確保した上で，困りごとや問題を客観的に整理し，必要な対処へつなげていくことが重要となる。「あなたが死んでしまったらとても悲しい」「家族のためにも自殺なんかしないで」と家族や周囲に与える影響も指摘し，自殺を思いとどまる約束をすることも大切である。

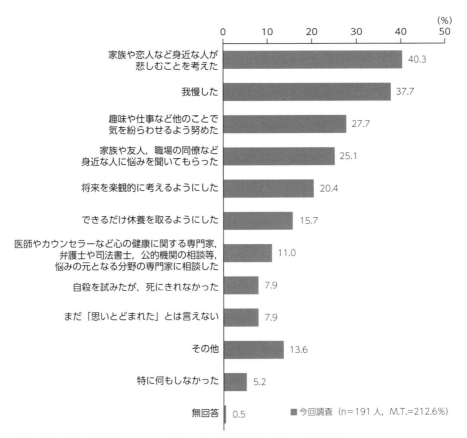

図 3-10 自殺を考えたとき，どのようにして思いとどまったか[12]

3.4 関連する精神疾患

3.4.1 うつ病

　自殺と最も関連の強いうつ病は，具体的には以下のような症状が認められる精神疾患であり，①もしくは②を含めて5つ以上の症状が2週間続き，それまでの生活を送ることが困難になることによって診断される[13]。

①気分が落ち込む，憂うつになる，または絶望的な気持ちになる

②物事に対してほとんど興味がない，または楽しめない

③あまり食欲がない，または食べ過ぎる

④寝付きが悪い，途中で目が覚める，または逆に眠り過ぎる

⑤他人が気づくくらいに動きや話し方が遅くなる，あるいは反対に，そわそわしたり，落ち着かず，普段よりも動き回ることがある

⑥疲れた感じがする，または気力がない

⑦自分はダメな人間だ，人生の敗北者だと気に病む，または，自分自身あるいは家族に申し訳ないと感じる

⑧新聞を読む，またはテレビを見ることなどに集中することが難しい

⑨死んだ方がましだ，あるいは自分を何らかの方法で傷つけようと思ったことがある

　元々周囲に気を配り，真面目・几帳面な性格で職場に過剰に適応して発症するタイプは中高年に典型的に認められるが，青年期には先にみたような学業，就職，恋愛，友人関係などの問題について神経症的に葛藤したり，それまで保護的な環境で維持されていたプライドがSNSなどで他者の評価にさらされることによって過敏に傷ついてしまう自己愛的な特徴が認められたりすることもある。そのような場合は上にあげたようなうつ病の特徴を完全には満たさない場合も多く，環境によるストレスが重視された場合，医療機関では適応障害と診断されることも多い。しかし，これらの病態に根本的な差があるわけではなく，いずれの場合も休養と薬物療法を治療の第一選択とし，環境や心理的要因が大きい場合にはそれらの調整や解決を専門家と相談しながら進めていくのが望ましい。

　うつ病はそれだけで発症するとは限らず，パニック症，広場恐怖症，強迫症などの不安症，解離症，摂食障害などにはかなりの割合で併存している。また，うつ状態だけでなく，気分が高揚し，異常に活動が亢進する躁状態の時期があると双極性障害が疑われる。社会で一般的に認められている常識から極端にかけ離れた感情や対人関係の持ち方を示し，衝動を抑えきれない場合にはパーソナリティ障害の併存が疑われることもある。この他，薬物依存やゲーム症などの依存症，統合失調症なども青年期が好発時期に当たる。いずれの場合も専門的な知見に基づいた対応が必要であり，心配な場合は専門医療機関や大学キャンパス内の保健管理センターに相談することが望ましい。

3.4.2 発達障害

　近年，発達障害の概念が広く知られるようになっているが，これに伴う特徴が大学生活への適応の妨げとなり，2次的にうつ病の発症に結びついている場合も多い。発達障害そのものは特徴的な行動や情緒面が幼少時から認められるのが通常で，生まれつき脳の働き方に違いがあると考えられている。診断としては自閉スペクトラム症や注意欠如・多動症（ADHD：Attention Deficit Hyperactivity Disorder）とされる場合が多いと思われるが，「スペクトラム」という言葉で表されるように，障害とそうでない場合の境界はあいまいで，幅広いグレーゾーンを持っており，診断がつかない場合でも部分的に似た特徴を持っている人は数多く存在する。

自閉スペクトラム症と診断されるには，「社会的コミュニケーションおよび対人的相互反応における持続的な欠陥」と「行動，興味，または活動の限定された反復的な様式」の2つが発達早期から存在している必要がある[13]。青年期以降では，社会的な場面において「人の気持ちを読めない」「場の空気を読めない」「暗黙のルールが分からない」「融通がきかない」などの人物像として典型的に現れ，大学の研究室などではしばしば自分の考えや行動パターンにこだわり，それ以外の要請には抵抗を示すことによって事例化することが多い。しかし，これらの特徴は裏を返すと「いったん納得して決めたことは必ず守る」「正直で裏表がない」「真面目」などプラスに捉えられるものでもあり，本人が自分自身の特性をよく理解し，周囲の適切な理解や支援が得られれば，持ち合わせている本来の能力が発揮されて社会的な成功につながっていくことも決してまれではない。

ADHDは，「不注意」と「多動性および衝動性」，もしくはこれらのうちどちらかが12歳以前から存在することにより診断され[13]，自閉スペクトラム症と併存していることも多い。大学生活では，ケアレスミスが多い，講義に集中し続けることが難しい，長いレポートが苦手，忘れ物が多い，締め切りを守れない，約束を守れない，じっと座っているのが苦手，などの症状として認められることが多く，中には度重なる失敗や叱責で自信をなくし，自己評価を低下させている場合もある。この場合も，本人の性格の問題ではなく，あくまでも病気の特性によるものであることをまず理解することが重要であり，また，近年では複数の治療薬が開発され，効果が認められることも多いので，やはり専門医療機関や保健管理センターで適切な診断と評価を受けることが望まれる。

3.5 マインドフルネスと「幸福」

以上，青年期に問題になる可能性のある心の問題について，特に自殺に焦点を当てて述べてきた。その際，心理学や精神医学の知見をもとに論じてきたが，ここで指摘しておかなければならないことは，これらの学問に基づく支援で目標としているのはあくまでも一般社会で問題なく生活できるようになること，言い換えれば，その時々の社会で常識的と考えられている人生が送れるようになるところまでだということである。しかし，新型コロナウイルスなどを例にして少し考えてみればわかるように，社会の価値観そのものも変化していき，突発的な災害や事件で人生に大きな影響を被ってしまうことも多い。そのような中で従来の枠組みにとらわれず「幸福」を考える「幸福学」[14]や，仏教のヴィパッサナー瞑想[15]をもとに現代的な心理療法として開発されたマインドフルネスが近年注目されており，心の健康や成長に役立つ可能性があることを指摘して，本章を終える。

〔引用文献〕

(1) 中村元（訳）『ブッダの真理のことば・感興のことば』 岩波文庫，1978

(2) 伊藤美奈子（編）『朝倉心理学講座16 思春期・青年期臨床心理学』 朝倉書店，2006

(3) 二宮克美，大野木裕明，宮沢秀次（編）『ガイドライン 生涯発達心理学 第2版』 ナカニシヤ出版，2006

(4) 下山晴彦（編）『よくわかる臨床心理学 改訂新版』 ミネルヴァ書房，2009

(5) エリクソン，EH（著） 仁科弥生（訳）『幼児期と社会』 みすず書房，1977

(6) 厚生労働省 令和3年版自殺対策白書 2021
https://www.mhlw.go.jp/stf/seisakunitsuite/bunya/hukushi_kaigo/seikatsuhogo/jisatsu/jisatsuhakusyo2021.html

(7) 厚生労働省自殺対策推進室・警察庁生活安全局生活安全企画課 令和3年中における自殺の状況 2022
https://www.mhlw.go.jp/content/R3kakutei01.pdf

(8) 国立大学保健管理施設協議会メンタルヘルス委員会学部学生休退学調査研究班・大学院学生休退学調査研究班 令和3年度死亡学生実態調査（速報版） 2022

(9) 厚生労働省 令和元年版自殺対策白書 2019
https://www.mhlw.go.jp/stf/seisakunitsuite/bunya/hukushi_kaigo/seikatsuhogo/jisatsu/jisatsuhakusyo2019.html

(10) 張賢徳（編）『専門医のための精神科臨床リュミエール29 自殺予防の基本戦略』 中山書店，2011

(11) シュナイドマン，ES（著） 高橋祥友（訳）『シュナイドマンの自殺学』 金剛出版，2005

(12) 厚生労働省 令和3年度自殺に対する意識調査 2021
https://www.mhlw.go.jp/stf/seisakunitsuite/bunya/hukushi_kaigo/seikatsuhogo/jisatsu/r3_ishikichousa.html

(13) アメリカ精神医学会 『DSM-5 精神疾患の分類と診断の手引き』 医学書院，2014

(14) 前野隆司 『幸せのメカニズム 実践・幸福学入門』 講談社現代新書，2013

(15) アルボムッレ・スマナサーラ 『ヴィパッサナー瞑想 図解実践 自分を変える気づきの瞑想法 第4版』 サンガ，2020

第**3**章 ── メンタルヘルス

COLUMN 「健康を考える」動機づけ

　人の「行動」はまず，何らかの欲求を満たしたいという気持ちが生じた結果，起こるものである（欲求充足行動）。マズローはその著作「Motivation and Personality」の中で，人間の行動を動機づけるものとして，生理的欲求，安全の欲求，社会性の欲求，尊厳の欲求，自己実現の欲求という5つの欲求をあげている。人としていちばん基本的かつ強い欲求は生理的欲求であり，飲食・睡眠・排泄など人間の生の営みの根源的な欲求である。この欲求が満足できる環境では，安全の欲求があらわれる。これは生命・身体の危機を回避し，安心・安定して生きたいと願う欲求である。これらの欲求は満たされると解消されるという特徴をもち，欠乏欲求といわれている。

　2つの基本的欲求が満たされると，次に表れる欲求は社会性の欲求である。人間は，人と人とのつながりを通して形成される集団に属して生活を営んでおり，所属意識や愛をもとめて，親子・友人・恋人・家族・職場などあらゆる社会関係や社会集団の中で好意的な関わりを求め，快適な人的環境を願うものである。さらに，これらが満たされると，尊厳の欲求が表れる。これは，他者から認められたい，尊敬されたいと願う欲求である。前者には達成・自信・独立などへの願望として自己評価や自己尊敬（自尊心）があり，後者には信望・名声・優越などの願望である他者からの承認がある。

　最後に，自己実現の欲求が生じる。自己実現の欲求は，人間がより一層自分を磨き，自己充足，自己成就を達成しようとする努力の欲求といえる。生理的欲求や安全の欲求と違い，欲求が充足されて得られた充足感はさらに高いレベルの欲求を誘発する。このことから成長欲求とも呼ばれる。

　加齢によって身体が思うように動かなくなったり，病気になったりすると，生理的欲求や安全の欲求に動機づけられて，健康・体力づくりの意識が高まるだろう。また，人間は社会関係を基盤に生活を営むものであり，人との好意的な関係や所属する集団における自尊や他尊を求めるこれらの欲求が適切に満たされないときには，フラストレーションがおこり，精神的に不安定な状態に陥る。ここでは，直面する不安を解消し，安定状態を取り戻そうとする意識や行動が生じる。さらに，人間は自己実現の欲求を満たそうとする過程において，健康を強く意識する。スポーツに勝つための"体力"や仕事をやり遂げるための"健康"など，ここでは自己成就のために必要な条件として健康が意識される。

　このように，人間の基本的な欲求は，健康についての意識や行動の発現に強く影響している。

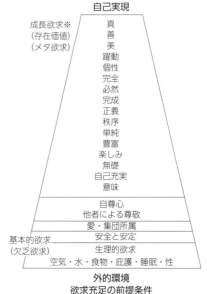

※成長欲求はすべて同等の重要さをもつ（階層的ではない）

マズローの階層図

［参考文献］
ゴーブル F（著）小口忠彦（監訳）「マズローの心理学」　産能大学出版部，1972

第 **4** 章 体力

　我が国の青年の体力の年次推移を見てみると，1980年代をピークに近年では低下傾向にある。幼児期から青年期の体力が，壮年期や高齢期の体力を決定する要因であることから，青年期の体力の低下はその後の健康問題をはじめとした様々な問題を提起するものと考えられる。そこで本章では体力について，理解をより深めることを目的に概説する。まず，体力がどのような体力要素で構成されているのか，行動体力と防衛体力に分けて解説し，健康に関する体力についても述べる。次に，我が国で行われている体力テストの概要と，それにより測定できる体力要素について解説する。さらに，発育・発達による体力の変化，我が国における青年の体力の年次変化，最後に加齢による体力の変化について述べる。体力についての理解を通して，現在や未来の健康について考え，自分自身の生活習慣を見直し，改善できる機会になれば幸いである。

4.1 体力とはなにか

4.1.1 体力の定義

　体力がある人とは，スポーツ選手や健康的な体格をしている人を思い浮かべる一方で，体力がない人とは，疲れやすい人，日頃からあまり運動をしていない人と捉えることが多いかもしれない。そもそも体力とは，広辞苑（第7版）では「身体の力。身体の，作業・運動の能力，または疾病に対する抵抗力」と定義されている。また英語ではFitnessであり，ロングマン現代英英辞典（3訂新版）において「the state of being healthy and strong so that you are able to do hard work or sport」と定義されている。したがって，体力とは単に運動遂行のための身体能力という意味だけでなく，作業や労働を可能にする能力，疾病に対する抵抗力と定義され，総合的な生きる力といえる。これまでの研究でも，体力が寿命や健康状態と関連し，死亡率[1,2]，心疾患[3]，代謝疾患[4]などのリスクを低下させることが明らかにされてきた。近年では，認知機能の改善や認知症のリスクの低下[5]，さらには学力にも影響を与えることが指摘されている[6]。体力についての理解を深め，自身の体力について考察することは，現在の，さらには将来の生活をより良いものにするために，有意義なことである。

4.1.2 体力の分類

　体力は表4-1のように，機能や形態などによって行動体力と防衛体力に分類される[7]。しかし実際には，それぞれの体力要素が完全に独立しているわけでなく，臓器や組織間で連携し合いながら，統合的に機能を発揮し，全身に作用しているということを先に述べておきたい。

表4-1　体力の分類[7]

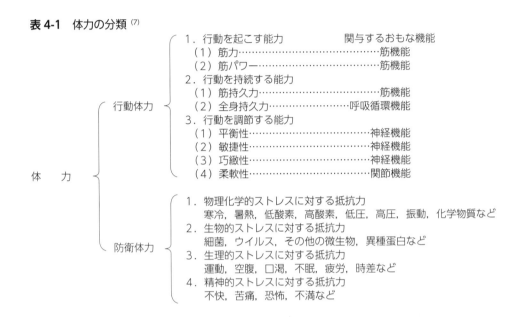

▎行動体力

　行動体力は，①行動を起こす能力，②行動を持続する能力，③行動を調整する能力に分けられる。

　①**行動を起こす能力**とは筋の機能のことであり，主に筋力と筋パワーからなる。筋力とは，骨格筋が発揮する力のことであり，筋パワーとは，筋力に速度をかけたものである（パワー＝力×速度）。言いかえると，筋パワーは筋収縮による単位時間あたりの筋力発揮を意味しており，走る，投げる，跳ぶといった運動動作の決定要因となる。

　②**行動を持続する能力**に関与する体力要素は，筋持久力と全身持久力である。筋持久力は，局所的な運動を持続する能力で，筋肉の疲れにくさの指標ともいえる。全身持久力は，全身運動を長時間持続する能力のことである。どちらも，酸素を利用したエネルギー供給能力（有酸素能力）と深く関連する。

　③**行動を調整する能力**には，平衡性，俊敏性，巧緻性，柔軟性が含まれる。これらは，筋の収縮によって発生した力や力学的エネルギーを，運動課題（速く走る，遠くに投げるなど）の遂行のため

に有効に利用できるように身体の動きを調節する能力である。平衡性は姿勢のバランスを保持する能力のことであり，神経筋機能や感覚器の機能が関与する。敏捷性は全身または四肢などの身体の一部を速く動かしたり，素早く方向を変えたりする能力のことであり，主に中枢神経系の関与が大きい。速い動作や素早い切り替え動作が要求される運動（スプリントや球技など）では重要な役割を果たす。巧緻性は，目的を達成するために，四肢を巧みに動かす能力のことであり，神経系が関与する。柔軟性は身体の柔らかさやしなやかさのことであり，関節や筋の固さなどが関与する。

▌防衛体力

　防衛体力とは，生活をする上で，生命や健康を害する可能性がある様々なストレスに対する抵抗力と言いかえることができる。ストレスを細かく分類すると，物理化学的ストレス，生物学ストレス，生理ストレス，精神的ストレスに分類することができる。

　　　　物理化学的ストレス——寒さ，暑さ，低酸素，加速度，振動（以上，物理的ストレス），薬剤，
　　　　　　　　　　　　　　毒物，アルコール（以上，化学的ストレス）など。
　　　　生物的ストレス——細菌，ウイルス，微生物，異種蛋白など。
　　　　生理的ストレス——空腹，口渇，不眠，時差，運動など。
　　　　精神的ストレス——不快，苦痛，悲哀，恐怖，不満など。

　防衛体力を支える身体機能としては，自律神経系，内分泌系，免疫系の適応が重要である。行動体力は体力テストによって数値化できるが，防衛体力の評価や数値化の方法は確立されていない。防衛体力は，ストレスに対する回復力と言いかえられるという提案もある[8]。今後，ストレスからの回復を数値化することによって，防衛体力の定義がさらに確立されていくと思われる。

4.1.3　健康に関連する体力

　健康に関する体力（health-related fitness）とは，健康を維持するために，また低下すると健康を害する可能性があると考えられている，体力要素である。全身持久力，筋力／筋持久力，柔軟性，身体組成が含まれる。

▌全身持久力

　全身持久力とは，全身のスタミナ，疲れにくさのことである。生理学的な視点からいうと，酸素を全身に運搬する呼吸循環器系の能力のことである。呼吸循環器系は，心臓，肺，血液・血管から構成されている。心臓による1回拍出量が大きいと，心拍出量（1分間あたりの血液拍出量）が多くなり，一般的に全身持久力が高くなる。肺で酸素を血液（赤血球）に付加し，全身に酸素を運搬する。血液中の赤血球濃度が高いほうが酸素の運搬能力は高いが，赤血球が多くなると血液の粘性も高くなるので，注意が必要である。全身持久力の指標は，酸素を全身にどれだけ取り込むことができるかを示す数値である最大酸素摂取量である。この最大酸素摂取量が高いと，全死亡率や心疾

患，がんによる死亡率を低下させることが明らかとされている[1]。また日常では低強度かつ持続的な身体運動が大部分を占めることから，全身持久力は，日常生活を良好な状態で送るための基盤となる体力要素である。

筋力／筋持久力

筋力とは筋肉が発揮する力，筋持久力とは筋力発揮の維持能力（疲れにくさ）のことである。筋力は，筋の大きさと筋の活動水準で決定される。筋の大きさとは一般的に筋横断面積のことであり，これが大きい人のほうが筋力は大きい。筋の活動水準とは，動員できる筋線維数のことである。同じ筋横断面積でも活動水準が高い（動員できる筋線維数が多い）場合，筋力は大きくなる。大腿の筋量が大きいほうが，全死因における死亡の危険率が低下することが明らかとされている[2]。筋持久力を決定する要因は，筋線維タイプの割合，ミトコンドリア密度，毛細血管密度である。一般的にミトコンドリアと毛細血管は遅筋線維に多いため，遅筋線維の割合が多いほうが，筋持久力が高い。しかしながら，持久的運動トレーニングによって，ミトコンドリア密度と毛細血管密度を増やし，遅筋線維のような特性を得ることができる。筋持久力が高い人は，低い人よりも糖尿病の罹患リスクが低いことが示されている[4]。

柔軟性

柔軟性とは，単一もしくは複数の関節が動く最大可動域範囲・関節可動域の大きさのことで，筋，腱，関節の柔らかさが関与する。身体運動や姿勢維持など日常生活を営むために重要な役割を担う。さらに，柔軟性はスポーツ外傷・障害とも密接な関係があり，障害発生要因の1つとされている。柔軟性の欠如は，関節可動域の低下を引き起こし，関節障害や筋力の低下とも関連する。

身体組成

身体組成とは，体が何から構成されているのかの割合のことである。重要な指標は，体脂肪率と骨量・骨密度である。

体脂肪率は肥満の評価基準となっており，肥満は代謝疾患などのリスク要因となる。しかし体脂肪率を正確に測定することは簡単ではない。そこで肥満の評価基準として，簡便な計算式で求めることができる身長と体重の比であるBMI（Body Mass Index）いう指標が有用である。実際にはBMIは身体組成の指標ではないが，BMIと疾患リスク，死亡率との関係がU字の曲線になることがわかっている。例えば，中高年日本人を対象にした研究では，総死亡率および主要な疾患原因による死亡率のリスクが最も低いBMIは，21〜27と結論づけられている[9]。表4-2は，BMIと肥満基準をまとめたものである。日本肥満学会の基準は，WHO（世界保健機関）の基準よりも肥満の評価基準が厳しくなっている。その理由は，日本人をはじめとするアジア人が欧米人と比べて低い体脂肪率やBMIで疾患になるリスクが高まることがわかっているからである[10]。一方で体重過

多の肥満だけでなく，反対の低体重である"やせ"も罹患率や死亡リスクを高める。実際に，やせた若年女性では耐糖能異常が多いという報告がある[11]。2019年度の国民健康・栄養調査によると，女性においては，15～19歳で21.0%，20代で20.7%とやせの割合が多い[12]。10代後半から20代にかけてのやせすぎに注意する必要がある。

表4-2 BMI（Body Mass Index）とその判断基準

BMI	日本肥満学会基準	WHO基準
<18.5	低体重	Underweight
18.5-25	普通体重	Normal range
25-30	肥満（1度）	Pre-obese
30-35	肥満（2度）	Obese class Ⅰ
35-40	肥満（3度）	Obese class Ⅱ
40<	肥満（4度）	Obese class Ⅲ

$BMI = \{ 体重[kg] / (身長[cm] \times 身長[cm]) \} \times 10^4$

次に、**骨量・骨密度**についてである。骨密度が低下し，骨の強度が低下する骨粗鬆症の患者は，8割以上が女性である。女性はもともと骨密度が男性よりも低値で，さらに50歳頃に閉経を迎えると急激に低下するからである。また，上述した低体重も骨粗鬆症のリスクを高める要因となる。男女とも骨密度は20歳頃をピークにして少しずつ低下していくことから，若齢期における適切な栄養摂取と，骨への適度な物理的な刺激（運動）を通して，骨密度のピークを上げておくことが重要である。

4.2 体力診断

4.2.1 体力診断の意義

体力診断の意義として，以下の4つを挙げることができる。
　①現在の体力を，感覚的なものではなく，客観的な数字にできる。
　②平均値や他者と比較することで，自身の体力を相対的に理解することができる。
　③個々人で，自身のテストの縦断的な比較や種目間の違いを評価できる。
　④健康や疾患の指標となる値と比較することで，自身の健康の改善や疾患予防につなげることができる。

4.2.2 体力診断の歴史

我が国の体力診断（体力測定）の歴史をまとめると，以下のようになる[13]。

大正15年（1926）	「競技検査」実施（我が国で初めての全国的な体力測定）。
昭和13年（1938）	「青年団体力検査要項」制定（国防に必要な体力基準を高めるため）。
昭和14年（1939）	「体力章検定」実施。15〜25歳の青年男子が対象（女子は昭和17年）。当時の戦時体制下で，国民の体力向上と国防力の強化を図る意図がみられた。初・中・上級の3段階を設定，合格者には体力章（バッチ）が与えられた。検査項目（男子）：走（100m疾走，2000m疾走），跳（走幅跳），投（手榴弾投），運搬（50m走），懸垂屈腕。
昭和15年（1940）	「国民体力法」施行。年に1回または2回，体力管理医によって体力の検査が行われ「体力手帳」に記入される。検査項目：身長，体重，胸囲，視力，色覚，聴力，疾病検診，精神機能。 しかし，以上の制度は第二次大戦後全て廃止された。
昭和22年（1947）	文部省により「学校体育指導要綱」制定。
昭和24年（1949）	日本体育協会により「バッジテスト」実施。
昭和36年（1961）	「スポーツ振興法」施行。
昭和39年（1964）	「スポーツテスト＝体力診断・運動能力テスト」実施（12〜29歳）。
昭和40年（1965）	「小学校スポーツテスト」実施（10〜11歳）。
昭和42年（1967）	「壮年体力テスト」実施（30〜60歳）。
昭和58年（1983）	「小学校低・中学年運動能力テスト」実施。
平成 8 年（1996）	体力・運動能力調査見直しの検討。
平成 9 年（1997）	「新テスト（試案）」試行実施（実施対象を限定）。
平成10年（1998）	従来のテストを「新体力テスト」に置き換えて，全国試行調査の実施。
平成11年（1999）	「新体力テスト」による体力・運動能力調査の開始。

4.2.3 文部科学省新体力テストの概要

　文部科学省は昭和39（1964）年以来，「体力・運動能力調査」を実施しており，国民の体力・運動能力の現状を縦断的にかつ横断的に知るデータとなっている。平成11年度からは「新体力テスト」が実施されており，国民の体位の変化，スポーツ医・科学の進歩，高齢化の進展等を踏まえて，現状に合ったテストとなっている。

　表4-3は「新体力テスト」において各年代で実施されるテスト項目と評価方法について示したものである[14]。対象年齢を6〜11歳，12〜19歳，20〜64歳，65〜79歳と区分し，各々の年齢区分ごとに，各種目の判定点（1〜10点）と総合評価（A〜Eの5段階）によって体力評価を行えるようになっている。また，20〜64歳では，5段階の総合評価の他に体力年齢も算出できる。

4.2.4 新体力テストの項目

　図4-1は「新体力テスト」のテスト項目と，各項目で測定評価できる基礎運動能力，体力，および健康の要素について示したものである。以下では，「新体力テスト」のうち，12〜19歳，20〜64歳，65〜75歳を対象としたテスト項目について述べる。

表4-3 「新体力テスト」のテスト項目と評価方法[14]

対象年齢	テスト項目		評価方法
	全年齢共通	各対象年齢別	
6〜11歳	握力 上体起こし 長座体前屈	反復横とび 50m 走 立ち幅とび ソフトボール投げ 20m シャトルラン（往復持久走）	男女別 項目別 1〜10点 ↓ 年齢別 総合評価（A〜E）
12〜19歳		反復横とび 50m 走 立ち幅とび ハンドボール投げ 持久走（男子1500m，女子1000m） 　　または，20m シャトルラン	男女別 項目別 1〜10点 ↓ 年齢別 総合評価（A〜E）
20〜64歳		反復横とび 立ち幅とび 急歩（男子1500m，女子1000m） 　　または，20m シャトルラン	男女別 項目別 1〜10点 ↓ 年代別 総合評価（A〜E） ＋ 体力年齢別（年代別） ＊年代は5歳刻み
65〜79歳		開眼片足立ち 10m 障害物歩行 6分間歩行 ADL（日常生活動作テスト）	男女別 項目別 1〜10点 ↓ 年齢別 総合評価（A〜E） ＊年代は5歳刻み

第4章 体力

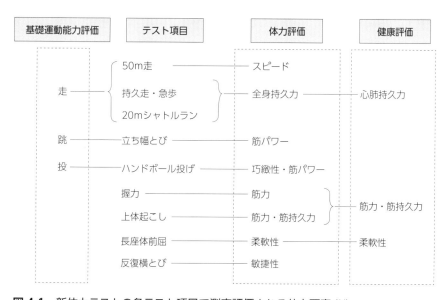

図4-1 新体力テストの各テスト項目で測定評価される体力要素 [14]

1）12〜19歳を対象としたテスト項目

①握力——人体に多数ある筋群の力の代表値として，筋力を測定するテスト項目。立位姿勢で握力計を強く握ることで測定する。

②上体起こし——腹部や腰部の筋力・筋持久力を測定するテスト項目。仰臥姿勢から上体を起こす動作が30秒間に何回できるかを測定する。

③長座体前屈——柔軟性を測定するテスト項目。大腿部後面や臀部の柔軟性を反映する。

④反復横とび——敏捷性を測定するテスト項目。20秒間に側方への反復ステップが何回できるかを測定する。

⑤持久走——全身持久力を測定するテスト項目。持久走（男子1500m，女子1000m）または20mシャトルラン（往復持久走）のいずれかを選択して行う。持久走はタイム，シャトルランは往復回数を測定する。

⑥立ち幅とび——主に脚の筋パワーを測定するテスト項目。立位姿勢から両足踏切で前方へ跳躍した距離を計測する。筋力だけでなく筋パワーが関連し，時間あたりの発揮張力すなわち瞬発力を必要とする。

⑦ハンドボール投げ——巧緻性および筋パワーを測定するテスト項目。ハンドボールを投げ，落下した地点までの距離を測定する。投球動作の巧緻性および上肢の筋パワーが関連する。

⑧50m走——全身のスピードを測定するテスト項目。短距離の疾走能力には全身のスピード，主に脚の筋パワーなどが関連する。

以上のテスト項目についての，各年代の平均値（標準値）を表4-4に示す。

2）20〜64歳を対象としたテスト項目

以下の項目⑤以外は12〜19歳を対象としたテストと同じである。⑤の急歩は，12〜19歳対象テストにおける持久走と同様に，全身持久力を測定する項目である。

①握力

②上体起こし

③長座体前屈

④反復横とび

⑤急歩（または20mシャトルラン）——全身持久力を測定するテスト項目。急歩と20mシャトルランのいずれかを選択して行う。

⑥立ち幅とび

⑦ハンドボール投げ

表4-4 日本人の体力標準値[16]

年齢	握力 (kgf) 男子	握力 女子	上体起こし (回) 男子	上体起こし 女子	長座体前屈 (cm) 男子	長座体前屈 女子	反復横とび (点) 男子	反復横とび 女子	20mシャトルラン (折り返し数) 男子	20mシャトルラン 女子	持久走・急歩 男子 (1500m)	持久走・急歩 女子 (1000m)	50m走 (秒) 男子	50m走 女子	立ち幅とび (cm) 男子	立ち幅とび 女子	ソフトボール投げ・ハンドボール投げ (m) 男子	女子
6	9.24	8.71	12.05	11.56	26.39	28.78	28.28	27.39	18.92	15.75			11.33	11.77	117.03	108.78	8.43	5.70
7	10.74	10.18	13.86	13.46	28.61	31.01	31.65	30.74	28.40	23.14			10.55	10.89	127.19	119.28	11.08	7.36
8	12.73	11.95	15.73	15.91	30.34	33.91	34.95	33.75	36.45	29.13			10.07	10.32	136.77	130.53	14.74	9.45
9	14.39	13.87	17.98	17.64	31.78	35.52	39.43	37.64	44.27	35.60			9.59	9.91	147.73	141.05	18.47	11.61
10	16.90	16.49	19.94	18.68	33.37	37.30	42.83	41.00	52.45	42.33			9.24	9.49	155.86	148.36	21.75	13.86
11	19.77	19.53	21.65	19.66	35.78	40.71	45.86	43.44	61.16	47.52			8.84	9.16	166.33	155.76	25.43	15.97
12	24.53	21.73	23.92	20.50	40.98	43.64	49.69	45.78	70.58	50.85	410.21	300.80	8.38	8.98	185.41	167.23	18.14	11.92
13	30.39	24.19	27.31	23.23	44.80	46.65	53.77	48.31	86.88	60.46	389.08	286.56	7.78	8.66	203.80	174.40	21.09	13.35
14	34.65	25.73	28.96	24.55	47.81	49.00	56.28	49.34	94.44	60.91	374.31	287.16	7.41	8.58	216.35	178.61	23.54	14.44
15	36.73	25.62	27.83	22.77	47.11	47.93	55.37	47.71	82.41	48.57	388.06	298.66	7.43	8.84	217.23	171.85	23.51	14.00
16	39.37	26.56	29.86	24.15	49.56	49.62	57.01	48.74	88.50	52.60	363.66	293.07	7.27	8.76	223.59	173.36	25.01	14.35
17	41.48	26.81	31.11	24.17	51.71	49.94	58.10	48.41	90.21	49.64	365.26	291.94	7.17	8.81	227.94	171.74	26.31	14.83
18	41.17	25.70	29.53	23.07	49.10	48.31	57.83	47.99	75.09	41.70	412.36	326.28	7.39	9.09	228.58	168.93	24.77	13.91
19	41.54	25.92	30.79	22.97	48.63	47.12	58.80	48.17	78.68	40.45	414.11	313.84	7.27	9.09	230.57	168.94	25.22	13.73
20-24	45.06	26.84	29.63	21.61	45.76	45.92	56.67	47.19	73.04	38.64	712.55	529.00			228.77	169.65		
25-29	46.40	28.06	28.27	19.86	43.80	45.24	54.32	44.98	64.25	34.78	689.53	528.24			222.69	162.85		
30-34	46.96	28.06	26.78	18.73	43.91	43.61	52.77	43.63	58.91	29.89	692.84	537.51			217.61	159.25		
35-39	46.56	28.98	25.41	16.90	41.87	43.18	49.86	41.95	52.42	27.13	713.43	534.82			210.92	155.05		
40-44	46.61	28.67	23.66	16.25	40.42	41.48	48.43	41.18	51.76	25.40	709.81	535.19			204.32	151.25		
45-49	45.64	28.54	22.84	15.69	39.64	41.20	46.42	40.84	45.60	23.15	722.40	541.26			196.27	147.11		
50-54	45.58	27.72	21.59	14.72	38.41	41.35	45.29	39.53	39.17	22.66	741.73	550.74			190.54	141.01		
55-59	44.21	26.99	20.20	13.31	36.73	41.63	43.79	37.78	34.12	20.20	743.28	547.11			184.04	136.81		
60-64	42.40	26.36	18.46	12.26	36.28	41.08	41.95	37.16	29.45	17.27	764.82	551.88			175.47	130.64		
65-69	39.38	24.85	15.13	10.18	34.47	40.42												
70-74	37.25	23.78	13.02	8.64	34.94	39.30												
75-79	34.93	22.32	12.30	7.69	33.22	38.04												

3）65〜79歳を対象としたテスト項目

　まず，⑦の ADL（日常生活動作テスト）質問紙に回答し，その判定に応じて，テスト項目の実施可否を判断する。65 〜 79歳を対象としたテストは，実際の生活に近い動作を用いたテスト項目となっている。

　　①握力

　　②上体起こし

　　③長座体前屈

　　④開眼片足立ち——平衡性のテスト項目。両目を開けたまま，片足で立てる時間を計測する。

　　⑤10m 障害物歩行——バランス能力，歩行能力のテスト項目。2m 間隔に障害物を置き，
　　　ゴールまでの時間を測定する。

　　⑥6 分間歩行——全身持久力のテスト項目。6 分間歩いた距離を測定する。

　　⑦ ADL（日常生活動作テスト）質問紙

4.3 青少年の体力

4.3.1 発育・発達と体力

　身体の発育・発達の説明として，スキャモンの発育曲線（図4-2）が用いられることが多い。これは，その機能に関わる臓器の重量変化をグラフにしたとき，4つの発育パターンに分けられたことに起因している。まず，脳全体の重量は，出生後急激に発達し，10歳頃にはほぼ停滞を示すパターンを示すことから「神経型」と名づけられた。次にリンパ様組織である胸腺の重量は，出生後急激に増大し，思春期にピークを示し，成人になると減少するが，成人を100%とすると思春期でほぼ200%近くになる発育パターンを示すことから「リンパ型」と名づけられた。生殖組織（睾丸，卵巣，前立腺など）は，幼少期には増加はわずかだが，思春期になると急激に増大するパターンを示すことから「生殖型」と名づけられた。以上の3つに分類されないパターンを「一般型」とし，その特徴は，幼児期までは神経型と同じように急激に発育し，その後定常状態になり，再び思春期に急増するS字状のシグモイドの曲線を示す。身長，体重などの身体全体の発育や筋や内臓の成長も，一般型に含まれる。

　図4-3は，6歳から19歳までの成長に伴う体力の変化について，19歳の値を100%として相対値で示したものである[15]。これをみると，種目によって発達のしかたに違いがあることがわかる。握力は12歳以前の伸びがゆっくりで，12歳以降での発達が著しい。これは前述のスキャモンの発育型のうち「一般型」に近く，筋の発達と関連する。一方，50m 走では6歳ですでに19歳の60〜80%の記録を達成しており，早い段階での発達が特徴的である。50m 走は全身のスピード，とりわけ脚の切り返しの速さが要求されるため，神経系の発育・発達の影響を強く受けると考えられ

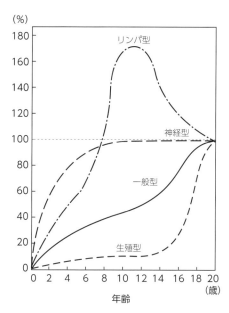

図 4-2 スキャモンの発育曲線

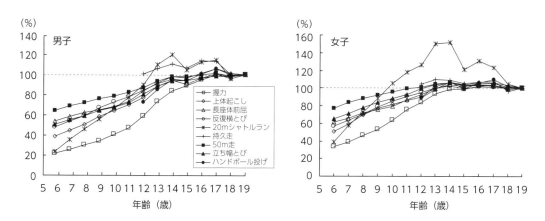

図 4-3 青少年の年齢と体力の関係 (15)
19 歳の値を 100% として，各年齢における相対値を示している。
11 歳以下では持久走（男子 1500m，女子 1000m）とハンドボール投げを行っていない。

る。各種目とも，男女を比較すると，同年齢では女子のほうが19歳に対するパーセンテージが高く，女子が男子よりも体力のピークが早いことがわかる。

　注目すべき点は，男子では，握力，上体起こし，長座体前屈，50m走，ハンドボール投げが，17歳で記録がピークを示し，20mシャトルランは14歳，持久走は16歳でピークを示した点である。女子では握力，長座体前屈，ハンドボール投げが同様に17歳で，上体起こし，20mシャトルラン，50m走，立ち幅とびは14歳で，持久走は13歳でピークを迎えている。これらのことは，自然な体力の発達だけでなく，幼少時の外遊びの減少，受験期の運動不足の影響，食生活の変化による体脂肪率の増減などが関連している可能性が考えられる。さらに男子では，17歳以降ほとん

どの種目の記録が低下を示し，女子では14歳以降に低下し始める種目も多い。このことは，高校および大学受験による運動不足がその後の体力低下に及ぼす影響がとりわけ大きいことを示すものである。受験期を通じて，できるだけ運動不足を解消するように努めることや，受験終了後にすみやかに体力を回復させることが重要である。

4.3.2 体力の年次変化

図4-4[16]は，13歳，16歳，19歳男女の体力の年次推移を1970年から10年ごとに示したグラフである。1970年から10年ごとの体力をみると，男子の50m走，13歳男子の握力を除く全ての種目で低下傾向であることがわかる。種目ごとにみていくと，50m走では，男子よりも女子に低下傾向が見られる。持久走では，19歳男女で2010年に大きく低下しており，1970年と2020年を比較すると男子は32秒，女子は25秒も遅くなっている。持久走は全身持久力の指標であるため，日常生活において基盤となる体力要素が，19歳の時点で，以前と比べて大きく低下していることは問題である。次にハンドボール投げは，男女とも全ての年代において低下傾向である。ハンドボール投げは巧緻性が求められることから，投げる動作の質が未熟であることが関連していると考えられる。最後に握力であるが，男女とも19歳および16歳において，1980年以降低下傾向である。以上のことから，男女とも特に19歳の体力は，1980年をピークにして，だんだんと低下しているといえる。

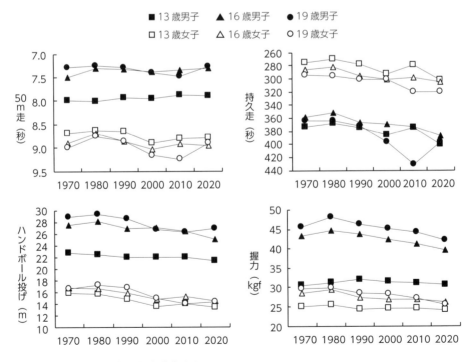

図4-4 青少年の体力の年次変化 [16]

　近年の14歳（中学2年生）のデータに着目すると，男子・女子ともに体力の合計点は，平成20（2008）年度から平成30（2018）年度まで，増加傾向であったにもかかわらず，その後，令和3（2021）年度まで低下傾向となっている（図4-5）。この理由として，①運動時間の減少，②学習以外のスクリーンタイムの増加，③肥満である生徒の増加の3つが挙げられている[17]。まず，令和3年度のデータによると，体育の授業時間を除く1週間の総運動時間420分間以上の生徒の割合が減少しており，総運動時間が420分間以上の生徒は，それ以外の生徒と比べて体力テスト合計点が10点以上高くなっている（図4-6）。学習以外のスクリーンタイムの時間も平日1日あたり2時間以上の生徒の割合が増加しており，学習以外のスクリーンタイムが増加すると体力テスト合計点が低下する傾向が見られる（図4-7）。肥満である生徒の割合は，平成30年度よりも令和3年度で高くなっており，肥満である生徒の体力テスト合計点は肥満でない生徒と比較して，低い傾向にある（図4-8）。元来，我が国では，都市化や近代化により，運動を実施する機会や環境が少なくなってきた背景があった。さらに，令和元年度から新型コロナウイルス感染症の防止策により，不要不急の活動自粛が余儀なくされた。感染症防止策がどれだけ体力に影響を与えたかを検証することは現時点では難しいが，運動時間，スクリーンタイム，肥満と体力テストの合計点に関係があるのは間違いない。このような現状において，青年期における正課としての学校体育における実技や課外活動（学内外の運動部）への参加は，体力の維持・向上に重要な役割を果たすと考えられる。

4.3.3 運動習慣

　図4-9は，12歳から19歳について，運動・スポーツの実施状況と体力テストの合計点との関係を示したものである。男女とも，運動を行う頻度が高いほど，体力テストの合計点が高いことがわかる。このことから，運動・スポーツの実施が，体力を向上させることは間違いない。また，18歳を除いて，週3日以上と週1〜2程度の実施には，大きな隔たりがある。このことから，特に10代では週3回以上運動・スポーツを実施することが，体力の向上に与える影響が大きいと考えられる。しかしながら，全くしないよりも，「ときどき（週1〜2日程度）」や「ときたま（月1〜3日程度）」のほうが点数が高いことから，まずは月に1日でも運動・スポーツを行う機会を増やすことが思春期頃の体力の向上に重要といえる。

4.3.4 D大学学生の体力

　理工系単科国立大学であるD大学では，過去40年以上にわたり，新入生の形態，体力，運動能力についての調査を行ってきた。現在では，1年次必修科目である「健康・体力つくり実習」において，文部科学省・スポーツ庁の「新体力テスト」を実施している。

　2022年度の体力テストの結果と2021年度の全国平均の結果を比較することで，D大学の学生の傾向を考察する。図4-10は体格と各種目の平均値を比較したものである。まず，身長・体重には全国平均とほぼ差はないことから，全国の18歳の平均値と体格的な違いはないといえる。種目

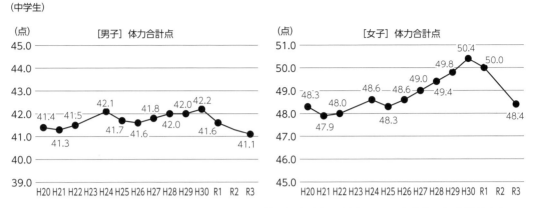

図 4-5 平成 20 年度から令和 3 年度までの 14 歳（中学 2 年生）の体力テスト合計点の年次推移 [17]

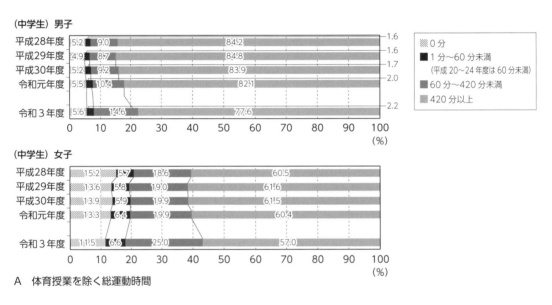

A　体育授業を除く総運動時間

	中学生	
	男子	女子
420分未満	33.2	41.8
420分以上	43.3	53.3
全国平均	41.1	48.4

B　総運動時間が 420 分間以上とそれ以下の生徒の体力合計点

図 4-6　生徒の運動時間と体力合計点の関係 [17]

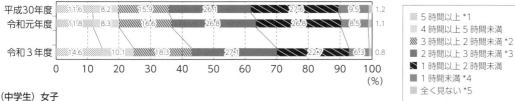

（中学生）男子

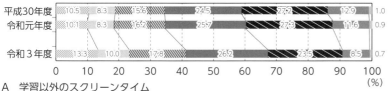

A　学習以外のスクリーンタイム

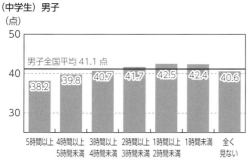

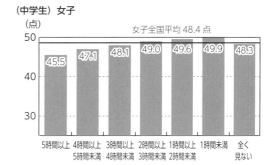

B　学習以外のスクリーンタイムと体力合計点

図 4-7　スクリーンタイムと体力合計点との関係 [17]

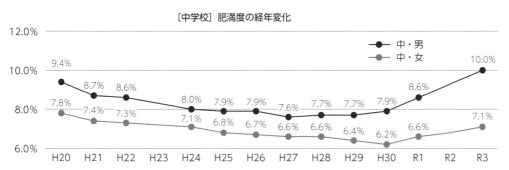

A　肥満度の経年変化

	中学生	
	男子	女子
痩身	35.9	44.8
普通	42.0	49.0
肥満	35.0	43.4
全国平均	41.1	48.4

B　肥満と体力合計点

図 4-8　肥満と体力合計点との関係 [17]

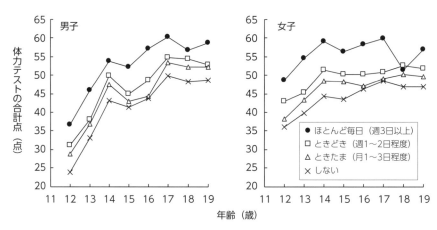

図 4-9　運動・スポーツの実施状況と体力の関係[16]

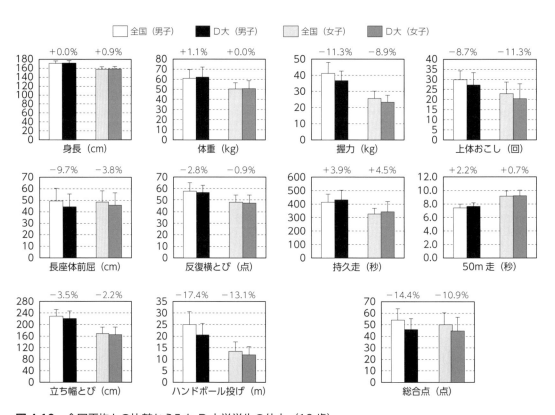

図 4-10　全国平均との比較からみた D 大学学生の体力（18 歳）
全国平均：R3 年度結果　D 大平均：R4 年度結果

ごとの違いに目を向けると，ハンドボール投げの結果が，男子で-17.4%，女子で-13.1%と全国平均に比べて大きく低下している。これは，巧緻性すなわち動作の調整能力，動きの巧みさの低さを表している。男女とも握力，上体起こし，反復横とびが10%程度低下しており，筋力・筋持久力，俊敏性の低下がみられる。さらに，長座体前屈や持久走および立ち幅とびも低下しており，柔軟性，全身持久力，筋パワーの低下がみられる。一方で反復横とびや50m走は男子では2%ほど低いが，女子ではほとんど全国平均と違いはみられない。結果として，総合点では男子で-14.4%，女子で-10.9%全国平均よりも低い結果となっている。図4-11は体力テストの総合判定をA～E（Aが最も良い）の度数分布を示したものである。度数分布を見ても，男子はC，女子はDの割合が最も高くなっており，体力の低い人の割合が多いことがわかる。

　図4-12は，新体力テスト施行後の全国及びD大学学生の体力の年次推移を示したものである。丸いプロットは体力テストの合計点（縦軸左），太い実線は全国平均に対するD大学の平均値の%（横軸右）である。令和2年度は新型コロナウイルス感染症の予防処置により，体力テストは実施していない。男子の推移を見てみると，平成11年度は全国平均と同等であったが，その後低下傾向を示しており，平成24年度以降は全国平均の90%を切ったまま推移している。女子は平成17年度までは全国平均と同等もしくは上回る結果であったが，それ以降は低下傾向である。さらに，平成26年度には全国平均の90%を下回り，近年では全国平均に近い年度（平成29年度）もあるが，90%あたりで推移している。

　まとめると，全国平均と比べると，D大学の学生は体格では全国平均と差はみられないが，平均的な体力は，全国平均よりも10%程度もしくはそれ以上低く，体力の低い人の割合が多い集団といえる。体力要素でみると，筋力・筋持久力，柔軟性，全身持久力，筋パワー，巧緻性が低い。この集団としての傾向は，その他の大学も含めた理工系大学学生の特徴であるということはできないが，受験勉強による不活動の増加や授業や課題の忙しさによる活動量の低下など，類似した生活習慣は多いかもしれない。健康づくりのための身体運動基準2013では，全世代を共通して，「＋10（プラステン）」という標語がある[18]。これは，今よりも10分間多く体を動かそうという方向性を示したものである。自身の体力を顧みて，まずは生活の中での身体活動量を少しでも増やす「＋10」から始めるのが良いのではないかと提案したい。

　一方で，この傾向は集団の平均値同士の比較であることを頭に入れておきたい。体力テストの結果にも個人差があるため，集団の平均値ではわからない傾向もあるだろう。よって，個人の結果を考察する際には，個人内で過去のデータと比較することや，種目間の結果の違い（どの種目が得意，不得意など）について考察することが重要である。例えば，自身の過去のデータと比較することで，現在の生活習慣を振り返る機会となる。また，種目ごとの結果の違いから，どのような体力要素を向上させる必要があるか，考える機会となる。体力は日々の生活習慣や運動習慣により改善させることもできれば，低下させることもある。過去と比較して現在がどのような結果となったか，現在と比較して未来をどのような結果としたいか，個人内の結果を踏まえて具体的な改善策を考え

てもらいたい。さらにその改善策を実行に移すことができれば，体力テストを実施した意義は大きい。

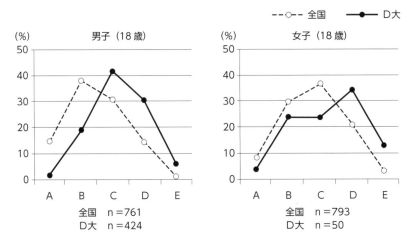

図4-11 総合判定（5段階評価）の度数分布（18歳）
全国平均：R3年度結果　D大平均：R4年度結果

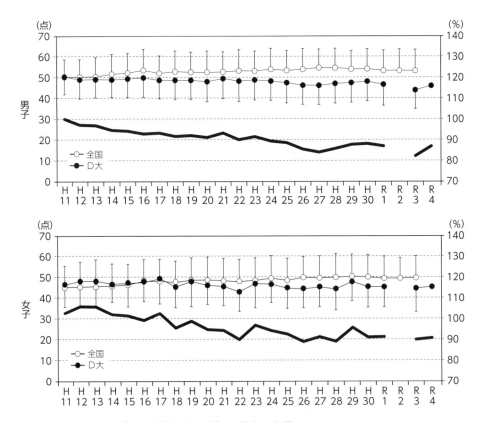

図4-12 全国およびD大学学生（18歳）の体力の変遷

4.4 加齢と体力

4.4.1 加齢が体力に及ぼす影響

　図4-13は，19歳を100%として体力テストの種目の点数の加齢変化を示したものである。全体として，種目によって，加齢に伴う低下の傾向が異なることがわかる。握力は77歳に向けて，100%を超える山なりの変化となっているが，握力以外は加齢により19歳以降は低下する。握力，長座体前屈，反復横とび，立ち幅とびについて，62歳の値は，男女とも19歳の80%程度まで低下する。しかしながら，特に低下が著しいのは，上体起こしと20mシャトルランである。上体起こしは40代で80%，50代で60%，70代で40%程度となる。また，シャトルランも20代で80%，40代で50〜60%，実施可能な62歳の時点で19歳の40%程度となる。上体起こしは，特に下肢や体幹部の筋力・筋持久力を反映している。実際に，加齢による筋力の低下は上肢よりも下肢や体幹部で大きい（第7章を参照）。筋力・筋持久力はロコモティブシンドロームやフレイルと呼ばれる状態「健康な状態と要介護状態の中間に位置し，身体的機能や認知機能の低下が見られる状態」と関連している。例えば，筋力や歩行速度は，高齢者の健康長寿に正に影響を与える要因とされている[19]。よって，加齢による筋力の低下（サルコペニア）を防ぐための，筋力トレーニングや栄養（特にタンパク質）摂取がきわめて重要である。筋力トレーニングと栄養摂取についての詳細は，本書第5章と第9章をそれぞれ参考にしていただきたい。また，20mシャトルランは全身持久力の指標であることから，加齢により全身持久力が大きく低下することがわかる。全身持久力は心疾患や死亡率と関連しており[1, 3]，日常生活を良好に生きるための基盤となる体力要素である。図4-14は，全身持久力の指標である最大酸素摂取量の加齢変化を調べた1つの研究結果である[20]。

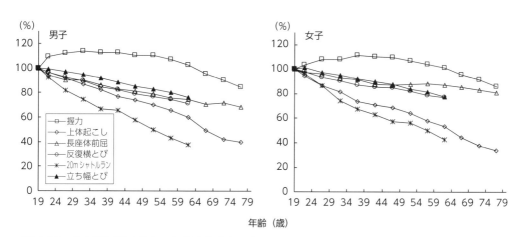

図 4-13　青年期以降の体力の加齢変化 [16]
19歳の体力を100%として，各年代における相対値を示している。

この結果から2つのことがわかる。1つめは，最大酸素摂取量は加齢によって，減少することである。健康な人でも25歳以降，10年間で9％ずつ低下すると推定されている。ただし，日頃からアクティブに動いている人（アクティブランナー）は，トレーニングしていない人と低下の傾きは同程度だが，高いところで維持される。2つめは，マスターズアスリートのように年老いても定期的に持久的運動トレーニングを実施しているとそれよりも高い値で維持されることである。これは，高齢になっても持久的運動による効果を得られることを意味している。

以上のことから，加齢によって，身体機能の中でも特に筋力・筋持久力および全身持久力の低下の傾きが大きい。この身体機能の低下推移について，図4-15のように4つのパターンが概念的に示されている。身体機能のピークは，まず幼児期から青年期のライフスタイルにより規定される。さらに，身体機能のピーク後のライフスタイルが，加齢による機能低下パターンを決定する。概念的には，この2つの要因により，人によって日常生活において機能制限を生じる年齢（健康寿命）に違いが生じることとなる。

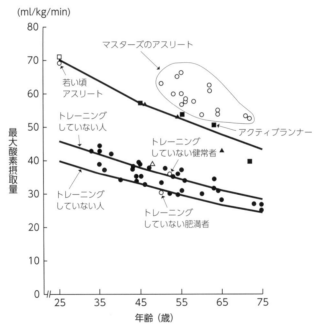

図4-14 加齢による最大酸素摂取量の変化 [20]

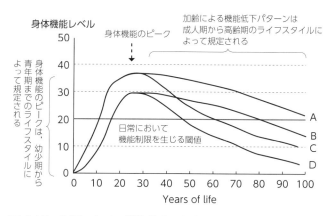

図 4-15 生涯における機能推移の概念図 [21]（一部改変）
パターンA：正常な発達と自然老化
パターンB：身体機能のピークが低い発達と自然老化
パターンC：正常な発達と促進された老化
パターンD：身体機能のピークが低い発達と促進された老化

　したがって，健康寿命を高めるための2つの戦略が考えられる。1つめは，まず幼少期から青年期における運動習慣により体力のピークを上げておくことである。2つめは，壮年期および高齢期における身体活動量の維持と適切な運動トレーニングの継続により，加齢による身体機能の低下スピードを減弱させることである。以前のライフステージで培われた生活習慣や身体機能は，次のライフステージにも引き継がれ，影響を及ぼすという「ライフコースアプローチ」の重要性が指摘されている[21]。どの世代においても，現在の生活習慣が現在はもちろん未来の健康に深く関連することを理解して，まず現在の生活習慣・運動習慣を振り返り，今できる改善策を実践することが良好な生活を送る上で重要であると考えられる。

〔引用文献〕
(1) Blair SN, Kohl HW 3rd , Paffenbarger RS Jr, Clark DG, Cooper KH, Gibbons LW. Physical fitness and all-cause mortality. A prospective study of healthy men and women. JAMA. 1989 3; 262 (17)：2395-401
(2) Heitmann BL, Frederiksen P. Thigh circumference and risk of heart disease and premature death: prospective cohort study. BMJ. 2009 3; 339: b3292
(3) Carnethon MR, Gulati M, Greenland P. Prevalence and cardiovascular disease correlates of low cardiorespiratory fitness in adolescents and adults. JAMA. 2005 Dec 21; 294 (23)：2981-8
(4) Sawada SS, Lee IM, Naito H, Tsukamoto K, Muto T, Blair SN. Muscular and performance fitness and the incidence of type 2 diabetes: prospective study of Japanese men J Phys Act Health. 2010 7 (5)：627-32
(5) Hörder H, Johansson L, Guo XX, Grimby G, Kern S, Östling S, Skoog I. Midlife cardiovascular fitness and dementia: A 44-year longitudinal population study in women. Neurology 2018 10;90 (15)：e1298-e1305
(6) Scudder MR, Federmeier KD, Raine LB, Direito A, Boyd JK, Hillman CH. The association between aerobic fitness and language processing in children: implications for academic achievement Brain Cogn. 2014 87: 140-52
(7) 池上晴夫 『運動処方の実際　適正運動量はこうして決める』 大修館書店，1987　p.99
(8) 永富良一 「防衛体力の考え方と指標」 体育の科学　2016　66 (7)：493-498
(9) Sasazuki S, Inoue M, Tsuji I, Sugawara Y, Tamakoshi A, Matsuo K, Wakai K, Nagata C, Tanaka K, Mizoue T, Tsugane S. Body Mass Index and Mortality From All Causes and Major Causes in Japanese: Results of a Pooled Analysis of 7 Large-Scale Cohort Studies. J Epidemiol. 2011 21 (6)：417-30
(10) Pan WH, Flegal KM, Chang HY, Yeh WT, Yeh CJ, Lee WC. Body mass index and obesity-related metabolic disorders in Taiwanese and US whites and blacks: implications for definitions of overweight and obesity for Asians. Am J Clin Nutr. 2004 79

(1)：31-9

(11) Sato M, Tamura Y, Nakagata T, Someya Y, Kaga H, Yamasaki N, Kiya M, Kadowaki S, Sugimoto D, Satoh H, Kawamori R, Watada H. Prevalence and Features of Impaired Glucose Tolerance in Young Underweight Japanese Women. J Clin Endocrinol Metab. 2021 106 (5)：e2053-e2062

(12) 厚生労働省　令和元年国民健康・栄養調査報告　2021 https://www.mhlw.go.jp/stf/seisakunitsuite/bunya/kenkou_iryou/kenkou/eiyou/r1-houkoku_00002.html

(13) 以下の資料をもとに加筆。保健体育理論研究会　『健康と運動の科学』　1989

(14) 以下の資料をもとに作成（一部改変）。文部科学省　新体力テスト実施要項　2000 https://www.mext.go.jp/a_menu/sports/stamina/03040901.htm

(15) 以下の資料をもとに作成。総務省統計局　令和3年度体力・運動能力調査　2022　https://www.e-stat.go.jp/stat-search/files?page=1&layout=datalist&toukei=00402102&tstat=000001088875&cycle=0&tclass1=000001170866&tclass2val=0

(16) 以下の資料をもとに作成。総務省統計局　令和2年度体力・運動能力調査　2021　https://www.e-stat.go.jp/stat-search/files?page=1&layout=datalist&toukei=00402102&tstat=000001088875&cycle=0&tclass1=000001158371&tclass2val=0

(17) スポーツ庁　令和3年度全国体力・運動能力，運動習慣等調査結果　2022　https://www.mext.go.jp/sports/b_menu/toukei/kodomo/zencyo/1411922_00003.html

(18) 厚生労働省．健康づくりのための身体活動指針（アクティブガイド）．2013 https://www.mhlw.go.jp/stf/houdou/2r9852000002xple-att/2r9852000002xpr1.pdf

(19) 新開省二　「運動・身体活動と公衆衛生（18）高齢者にとっての身体活動および運動の意義，老年学の立場から」　日本公衆衛生雑誌　2009　56: 682-687

(20) 以下の資料をもとに作成（一部改変）。Heath GW, Hagberg JM, Ehsani AA, Holloszy JO. A physiological comparison of young and older endurance athletes. J Appl Physiol Respir Environ Exerc Physiol. 1981 51 (3)：634-40

(21) Kuh D, Karunananthan S, Bergman H, Cooper R. A life-course approach to healthy ageing: maintaining physical capability. Proc Nutr Soc. 2014 73 (2)：237-48　および　清野諭　「高齢者に求められる体力」　体育の科学　2016　66: 505-512

第**5**章　健康づくりの身体活動プログラム

　身体活動（生活活動＋運動）は，健康の維持・増進において重要である。例えば，生活習慣病（心臓血管疾患，高血圧，糖尿病など）やメタボリックシンドローム（内臓脂肪症候群）などに身体活動が効果的であることが確認されている。最近では，がん，ロコモティブシンドローム（運動器の障害），認知症などの疾患も身体活動量と関連していることが明らかになってきた。しかしながら，健康のために生活習慣を変えたり，適度な運動メニューを具体化し，それを実践することは，そうたやすいことではない。また，身体活動に関する誤った認識は，健康を損なう危険性もあるほか，運動には心臓発作や不整脈，骨折や筋肉痛などのリスクが含まれることを知っておく必要がある。身体活動に対する適切な理解は，実際の運動実施に役立つほか，リスクを最小限に抑え，安全で効果的な運動実践をもたらすことになるだろう。この章では，身体活動プログラムの意義と実践のための基礎を学習する。

5.1 身体活動プログラムの考え方

5.1.1 健康づくりと身体活動（生活活動＋運動）

　我が国では，1960年頃から，すでに「運動不足病」という用語が使われてきた。2004年の厚生労働省「国民健康・栄養調査」によると，運動習慣を持つ国民の割合は，男性30.9％，女性25.8％であり，国民の3分の2が運動習慣を身につけていない結果となっている。2013年の調査でも，過去10年間で1日の歩数が1,000歩程度減少していることが報告されている。生活習慣病に対する身体活動の予防効果が科学的に明らかにされている一方で，国民の身体活動量は十分に確保されていない状況である。

　ここで述べている「身体活動」とは図5-1に示すように，骨格筋の収縮を伴い安静時よりも多くのエネルギー消費を伴う身体の状態を指す。これは，日常生活における労働，家事，通勤・通学，趣味などの「生活活動」と健康や体力の維持・向上を目的として計画的・意図的に実施する「運動」の2つに分けられる[1]。また，運動とは身体活動の一種であり，特に体力（競技に関連する体力と健康に関連する体力を含む）を維持・増進させるために行う計画的・組織的で継続性のあるものを指す[1]。本章では，「運動」を実践するにあたり，その意義や注意点を中心に述べることとする。

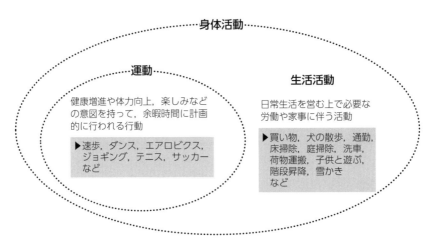

図 5-1 身体活動としての「生活活動」と「運動」の分類 [1]

5.1.2 効果的な運動とは

　わたしたちが継続的な運動（トレーニング）を始める場合，そのトレーニング効果をあげるためには，どのような点に配慮する必要があるだろうか。「トレーニングの基本原則」ならびに「トレーニング負荷の原則」として一般化されている注意点は以下の通りである。

トレーニングの基本原則

意識性の原則

　トレーニングを実施する前に，運動の内容を十分に理解し，目的を定めて自分から積極的にトレーニングに取り組む。

全面性の原則

　心身の機能を全面的な調和をもって高めることが重要である。有酸素能力・筋力・柔軟性などの体力要素をバランスよく高めることが大切である。スポーツ種目に応じた専門的なトレーニングは，基礎的な体力トレーニングの上に置かれるべきである。

個別性の原則

　性，年齢，体力レベル，健康度，意欲，興味など各個人の身体的・精神的特徴に応じたトレーニングを実施する。

漸進性の原則

　最初から強い負荷を加えると，身体はそれに適応することができない。身体の器官や組織の変化は漸進（段階）的で長時間を必要とするので，最初は軽い負荷から始めなくてはならない。その一方，いつまでも軽い負荷では機能の発達は足踏みしてしまう。体力や技能の向上に合わせて，運動の強度や量を高める。

反復性の原則

身体機能の向上，運動技能などの習得は何度も同じ運動や動作を繰り返すことによって効果を現すため，規則的に長時間継続して実施する。

■ トレーニング負荷の原則

トレーニングの質・量的な過負荷（オーバーロード）をトレーニング刺激として加えるということ。具体的にはトレーニングの頻度（Frequency），強度（Intensity），時間（Time）を調節することによって，その個人に適合（FIT）した運動を負荷することが大切である。FITの組み立て方については，次項にて詳しく説明する。

5.1.3 運動実践のプロセス

運動実践には次のような①から⑤のプロセスを踏む必要がある。

■ ①健康の確認（医学的検査）

医学的な検診によって，身体の異常や疾患の有無について調べ，運動が実施可能かどうか評価する。一般的には表5-1に示されたような検査項目について，実施がなされるべきである。とくに循環器系の検査を中心として，運動による事故防止が配慮されなければならない。

表5-1　定期健康診断の項目 （厚生労働省　労働安全衛生法）

問診，診察等 胸部エックス線検査 喀痰検査	身体計測（身長，体重，腹囲），視力，聴力，血圧
貧血検査 肝機能検査 血中脂質検査 血糖検査 尿検査 心電図検査	血色素量，赤血球数 GOT，GPT，γ－GTP 血清トリグリセライド，HDLならびにLDLコレステロール 空腹時血糖， 蛋白，糖

■ ②体力の診断

筋力，瞬発力，筋持久力，全身持久力，柔軟性，平衡性，巧緻性などの体力要素を各種テストによって客観的に評価する。テスト方法については第4章を参照のこと。テスト結果は体力プロフィールを図5-2のように表すことができる。多角形の大きさは体力水準を表し，多角形の歪みぐあいによって，体力バランスを評価できる。なお，第4章には日本人の体力テストの判定基準を示してある。

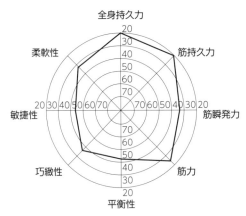

図 5-2　体力プロフィールの表し方[(2)]

③目標の決定

　健康や体力面の評価がなされたならば，それを基準として具体的な改善のあり方を考え，目標を持つことが重要である。例えば，体脂肪を減らしたい，筋力をつけたい，体力レベルをトータルに高めたいなど，何らかの目標を持つことは運動の継続にとって大切である。

④運動の選択と実施

　運動種目の選択には，その運動の効果を十分に理解した上で実践する必要がある（次項を参照のこと）。それに加えて，運動実施には，楽しさ，仲間・指導者，場所・施設などが考慮されなければならない。これらは運動を継続するための要因となる。

⑤運動プログラムの再評価

　運動の実施状況を把握し，実施してきた運動の効果を評価するとともに，プログラム内容の見直しを行う。

5.1.4　運動プログラムの自由度

　図5-3は実施するべき運動の領域について，運動条件と身体条件の関係をまとめたものである。強度の高い運動負荷は，身体に危険をもたらす可能性があるが，その運動強度あるいは運動量の限界を「安全限界」と呼んでいる。また，効果が得られない運動の条件の限界を「有効限界」と呼んでいる。図5-3の斜線で囲まれた領域が運動プログラムに用

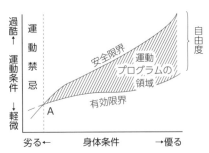

図 5-3　適切な運動プログラムの領域[(2)]
斜線は安全にして有効な条件の範囲を示している。

いるべき範囲を示している。また，体力の低い人，健康上問題のある人，高齢者などはA点に近く，運動は限られたものになる。一方，体力のある人ほど運動の自由度が高く，強い負荷の運動が実施できる。

5.1.5 身体活動のベネフィット効果

適度で活発な運動を定期的に行うことで，体力レベルに加えて，多くの健康へのベネフィット効果が得られることが明らかになっている。これらの効果を表5-2に示した。身体活動の短期的効果としては，不安感の軽減，血圧の低下，睡眠，インスリン感受性の改善などがある。一方，心肺機能の向上，筋力の増強，抑うつ症状の軽減，血圧の持続的な低下などについては，長期的（数週間から数か月間）な運動プログラムへの参加が必要である。また，身体活動は高血圧や2型糖尿病などの慢性疾患の進行を遅らせることができる。最近では，認知機能（学力成績，実行機能，処理速度，記憶力）などのベネフィット効果が，短期的ならびに長期的な身体活動によってもたらされることが明らかになっており，注目されている。

表5-2　身体活動による健康へのベネフィット[3]

短期的な効果	長期的な効果	疾病 マネジメント
・QOL（生活の質）の向上 ・不安の軽減 ・血圧を下げる ・インスリン感受性の改善 ・睡眠の改善	・認知機能の向上 ・がんを予防（膀胱，乳房，大腸，子宮内膜，食道，腎臓，肺，胃） ・認知症（アルツハイマーを含む）リスクの低減 ・転倒リスクの低減（高齢者） ・産後うつ病リスクの低減 ・過度の体重増加リスクの低減	・変形性関節症の痛み軽減 ・高血圧 進行抑制 ・2型糖尿病 進行抑制 ・不安・うつ症状の軽減 ・認知機能の改善（認知症，多発性硬化症，ADHD，パーキンソン病）

5.2 運動の実際

健康に効果的な運動の種類

運動は基本的に有酸素性運動と無酸素性運動に分けることができる。これまで，運動プログラムは心臓循環器系の心肺機能を高めようとする有酸素性運動が主体的であった。これに加えて現在では，筋力や筋持久力を高める無酸素性運動であるレジスタンス運動などが積極的に取り入れられている。

5.2.1 心肺機能を高める運動

最も効率良く効果的に心肺機能を高める運動は，有酸素性運動である。表5-3は心肺機能を高める運動を4つのカテゴリーに分類したものである。有酸素性運動は，大筋群を使って，持続的，リズミカルなエクササイズであることが特徴である。グループAやBに分類される種目は運動強度の

調節が容易であり，運動経験の有無に関係なく多くの人に進められる運動である。有酸素性運動は，心臓疾患，糖尿病，高血圧，肥満などの慢性的疾患の治療や予防に効果的であることが多くの研究でこれまでに明らかにされている。

表5-3　心肺機能を高める身体活動の分類[4]

グループ A	例：ウォーキング，サイクリング，アクアビクス，ダンス 対象者：すべての大人。特徴：持続的な活動のために必要な運動スキルや体力レベルが少ない運動。運動強度を一定に維持することが容易であり，エネルギー消費の差が個人間で少ない身体活動。
グループ B	例：ジョギング，エアロビクス，ステップエクササイズ 対象者：習慣的な運動を実践している大人。特徴：高強度な持続的な活動ではあるが，高度な運動スキルが必要ではない。
グループ C	例：スイミング，クロスカントリースキー，スケート 対象者：運動スキルと平均的な体力レベルを持っている大人。特徴：運動の持続のためには高度な運動スキルが求められる。
グループ D	例：ラケットスポーツ，バスケットボール，サッカー 対象者：定期的な運動の実施と平均的な体力レベルを持っている大人。特徴：運動スキルと運動強度におおきなばらつきがある身体活動。運動にバラエティを加え，グループ交流に効果的である。しかしながら，体力レベルの低い人，何らかの症状を持っている人は注意が必要である。競技的要素に配慮し，それを最小限にするべきである。

■ 有酸素性運動の強度はどのように決定したら良いか？

運動強度は単位時間内の運動量のことで，それを表す指標はいくつもある。ここでは，有酸素性運動の強度を表す尺度として利用されている指標を挙げた。

酸素摂取量（VO$_2$）

1分間に消費した酸素量から運動強度を求めるものである。有酸素性の運動能力を示す最も信頼できる尺度として利用されている。運動強度は酸素摂取量の最大値（VO$_2$max）となる運動強度を100％として，ある運動中のVO$_2$の割合を％VO$_2$max として示す。また，最大酸素摂取量から安静時酸素摂取量を引いた値（最大酸素摂取予備能：VO$_2$max reserve）を％強度で示した尺度（％VO$_2$maxR）も最近よく用いられる。実際の測定は，自転車やトレッドミルなどの運動を負荷し，呼気ガスを解析することによって求める。

心拍数（HR：Heart Rate）

心拍数は誰でも簡単に評価することができるほか，近年では，ウエアラブルデバイスによって，心拍数，心電図，酸素飽和度などの生理的な指標をモニターすることができる（図5-4）。そして，心拍数は運動強度とほぼ比例することが確かめられている。例えば，図5-5に示されるような関係から心拍数によって最大酸素摂取量（VO$_2$max）を推定することができる。その誤差範囲は±6％（標準誤差）程度でありその信頼性も高い。ただし，心拍数は個人差や精神的な要因によって左右される場合もある。また，心拍数は加齢とともに，安静時（HRrest），最大心拍数（HRmax）が変化することを知っておくべきである。図5-6は，HRの加齢変化についてまとめたものであり，個人差，加齢の影響を強く受けることが明らかになっている。最大心拍数は，最大運動負荷によって

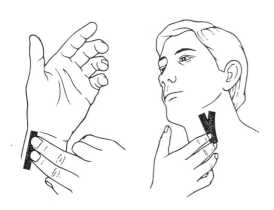
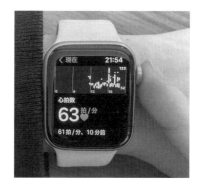

図 5-4　心拍数の測定方法
（左）橈骨動脈（手首）や頸動脈（首）の触診によって推定できる[5]。（右）最近では，ウエアラブルデバイスによって，心拍数，心電図，酸素飽和度などの生理的な指標をモニターすることができる。

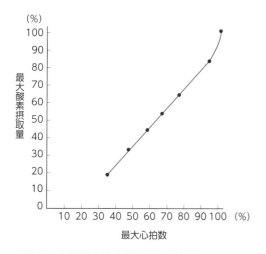

図 5-5　心拍数と酸素摂取量の関係 [5]

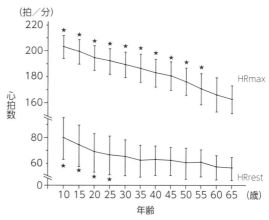

図 5-6　安静時心拍数 (HRrest) および最大心拍数 (HRmax) の年齢ごと（5歳区分）の変化 [6]
データは平均値と標準偏差で表記してある。被験者 =7397 人。
★は前の年齢グループより有意に低下していることを意味する。

求められるものであるが，最大運動の実施が困難な場合には，推定最大心拍数（220－年齢）で表すことが一般的である。運動強度は最大酸素摂取量と同様に，最大心拍数の％強度（% HRmax），あるいは最大心拍予備能（% HRmax reserve = HRmax － HRrest）の％強度（% HRR）が用いられる。

心理的尺度（主観的運動強度）

　主観的運動強度または RPE（Rating of Perceived Exertion）と呼ばれるもので，自覚的判断に基づく運動強度である。これは表5-4に示すように，自覚的な負担度を6から20までの整数で表す。この数値を10倍した値は心拍数に近い値になるように工夫されている。運動習慣や運動の種

類に左右されるものの，信頼性は高く，代表的な運動強度の指標として広く利用されている。年齢によって，最大心拍数が低下するために運動強度と心拍数の関係は変化することに留意する必要がある。

メッツ（METs：Metabolic Equivalents）

安静状態を維持するために必要な酸素量（VO_2）を性別や体重にかかわらず「3.5ml/kg/分」を1単位として，様々な身体活動時のエネルギー消費量が，安静時エネルギー消費量（1 MET）の何倍に当たるかを示す尺度である。身体活動の強さを表す単位として「メッツ」が使われる。また，強度（メッツ）に身体活動の実施時間（時）をかけ，「メッツ・時」として，身体活動量を表す単位（エクササイズ）として利用される。

表5-4　自覚的運動強度（RPE）判定表[7]

6	
7	非常に楽である（very very light）
8	
9	かなり楽である（very light）
10	
11	楽である（light）
12	
13	ややきつい（fairly hard）
14	
15	きつい（hard）
16	
17	かなりきつい（very hard）
18	
19	非常にきつい（very very hard）
20	

運動強度の分類と推奨されている運動強度

有酸素性運動を上述した運動強度の尺度を用いて表すと，表5-5のようになる。生理的な指標と心理的な指標の尺度の対応関係を覚えておくと，実際の運動時に役立つであろう。

表5-5　運動強度の分類[4]

強度	% HRR または % VO_2R	%HRmax	RPE	METs (20-39歳)
非常に軽度	< 30	< 57	< 9	< 2.0
軽度	30 - 40	57 - 64	9 - 11	< 4.8
中等度	40 - 60	64 - 76	12 - 13	4.8 - 7.2
高強度	60 - 90	76 - 96	14 - 17	7.2 - 10.2
非常に高強度	≧90	≧96	≧18	≧10.2
最大強度	100	100	20	

% VO_2R：%最大酸素予備能　% HRR：%最大心拍予備能
% HRmax：%最大心拍数　RPE：主観的運動強度
METs：メッツ

心肺機能を高める運動強度については，これまで，いろいろな見解がなされてきている。古くは1957年に，Karvonen らが70% HRR 以下の運動では心肺機能に十分な効果が見られないことを指摘している。この運動強度は運動プログラムにおいてひとつの物差しとなってきた。しかしながら，2002年の Swain と Franklin の研究結果は，体力の低い人では30% VO_2maxR（30% HRR），平均的な体力の人では45% VO_2maxR（45% HRR）が効果を得るための最低限の運動強度であると報告している。これまでの国内外における研究から，現在では一般的な基準として40〜60% HRR の範囲が推奨されている。RPE の基準では12〜13（ややきつい）の範囲内がほぼこれに該当する。

運動プログラムの開始時の体力レベル，トレーニング効果の得やすさ（トレーナビリティ）など

には大きな個人差がある。また，研究論文では，設定された運動強度が運動を実践した多くの人に効果が見られないと効果的な運動として見なされない。そのため研究論文の多くは，効果的とされる運動強度の設定が高くなっている可能性がある。したがって，実際の運動では推奨される運動強度を参考にしつつも，より低強度な運動から始めるべきである。

運動時間と頻度

アメリカスポーツ医学会（ACSM）では，20〜60分間の持続的な有酸素運動を推奨している。例えば，高強度の場合，20〜30分間継続する運動によって，ほとんどの人に効果が認められる運動となる。運動強度と継続できる運動時間とは相反する関係にある。運動中に予定した運動時間の実施が困難である場合は，設定した運動強度が高すぎることを意味している。短時間で高強度の運動は，筋組織や心血管系へのリスクを増加させるため，健康のための運動としては適さない。とくに体力レベルが高い人，運動経験がある人などは，運動強度の設定が高めになる傾向にある。したがって，あらかじめ運動時間を比較的に長めに設定し，運動強度が高くなりすぎない（60% HRRを越えない）ように工夫することが必要である。

運動実施の頻度は，週当たり3〜5日が最適な条件であるとされているが，体力の低い人などは週に2日の頻度でも効果があるとされている。週に3回までは運動頻度を増やすとそれに応じて心肺能力が高まるが，それ以上増やしても運動の効果は少なくなり，反対に5回以上を越えると，運動障害などのリスクが増える。

表5-6は，これまで述べてきたエアロビック（有酸素性）トレーニングに関する注意点をまとめたガイドラインである。頻度（Frequency），強度（Intensity），時間（Time），様式（Type），トレーニング量（Volume），実施パターン（Pattern），トレーニング進行（Progression）の頭文字となるFITT-VPの組み合わせを考慮してトレーニングを実践することが効果と安全性の両面から大切である。

表5-6　エアロビックトレーニングに関するガイドライン[4]

FITT-VP		
Frequency	頻度	5日以上（中等度運動），3日以上（高強度運動）
Intensity	強度	中等度から高強度の運動，それ以下の強度でも効果あり
Time	時間	30〜60分／日（中等度運動），20〜60分／日（高強度運動）
Type	様式	大筋群をリズミカルに一定時間持続する運動
Volume	トレーニング量	500〜1000MET × 分／1週間の範囲内
Pattern	実施パターン	運動は10分間以上の複数回に分けて実施しても良い
Progression	トレーニング進行	運動の時間，強度，頻度を調節してトレーニング量を徐々に増加する。トレーニング開始から4〜6週間は，1〜2週間ごとに5〜10分間程度の増加に留める

ウォーミングアップとクールダウン

　図5-7は有酸素性運動の実施モデルを示したものである。運動は図5-7に示されるように３つの
セッション（ウォーミングアップ，主となる有酸素運動，クールダウン）から構成される。ウォーミン
グアップとクールダウンは付加的なものとして位置づけられることが多いが，決してそうではな
い。ウォーミングアップは，筋温度，筋血流，ヘモグロビンからの酸素解離，神経伝導速度，筋腱
の柔軟性などを高める。このような生理学的な対応は，心血管および筋骨格の傷害を予防する効果
があるため，必ず行う必要性がある。ウォーミングアップはゆっくりとしたウォーキングなどから
始め，リズミカルに体を大きく動かすことを意識するとよい。ストレッチなどは，ウォーミング
アップ中に随時行うと効果的である。例えば，ウォーキング→関節をゆっくりと大きく動かす体操
→ゆっくりのランニング→静的ストレッチなどである。時間的には５〜10分間をウォーミング
アップに当てることが推奨されている。

　また，運動後のクールダウンにも大切な役割がある。運動に増加した心拍数・血圧および血流を
安静時のレベルまですみやかに回復させるためには，運動強度を徐々に落としていくことが大切と
なる。運動を突然中止した場合は，急激な血圧の低下，静脈還流低下による心臓への血液供給不足
などが起こるかもしれない。５〜10分間かけて，ゆっくりと運動を休止するとよい。

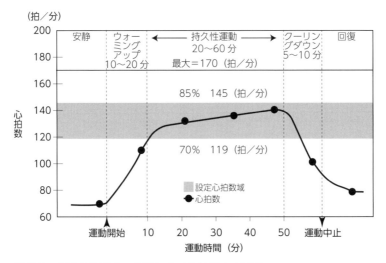

図5-7　有酸素性運動の実践による心拍数の変動[4]

プログラムの進め方

　トレーニングの「漸進性の原則」で指摘されているように，運動時間，強度，頻度などはトレー
ニングの進行とともに徐々に高めることが必要となってくる。その進行速度は，体力レベル，健康
状態，日常の身体活動状態，年齢，運動の嗜好，目的などによって異なる。トレーニングは，導入
期，適応期，維持期の３段階に区分される。トレーニング導入期は，トレーニングの強度より運動
時間をしだいに増加させることが大切である。トレーニングの進行にともない体力レベルが高まっ

てくると，その効果はプラトーになる。維持期では表5-3のグループCやDに分類されるレクリエーション活動等も取り入れ，飽きの生じないように個人の嗜好や目的に合致した運動プログラムを設定し，運動の継続に工夫を持たせることも大切である。

発展的なプログラム

　有酸素性能力を高める運動プログラムとして，HIIT（High Intensity Interval Training）と呼ばれる高強度運動が開発され[8]，近年になって特に注目されるようになってきた[9]。HIITプログラムでは，主体となる運動時間とその強度（最大心拍数の80％以上），反復回数，リカバリーインターバルの運動強度（最大心拍数の40〜50％）と長さの各要素を組み合わせる。したがって，HIITのプログラムは多様であり，運動時間と回復時間によって主に3つのモデルに分類される。ロングインターバルHIIT（4分間の高強度運動＋3分間の回復インターバルの反復），ミドルHIIT（1〜2分間の高強度運動＋1〜4分間の低強度運動の反復），ショートHIIT（15〜60秒間の高強度運動＋15〜120秒間の低強度運動の反復）などである。HIITは，トレーニング自体が短時間であるほか，運動後にも代謝レベルの亢進が2時間ほど持続しているなどの特徴があり，トレーニング効果も高い。その一方，高強度運動であることから，循環器系や骨格筋などへの負担も大きく，安全面への配慮が必要となってくる。

5.2.2　筋力と筋持久力を高める運動

　筋力（筋が発揮できる最大張力）と筋持久力（繰り返される最大下の負荷に対する抵抗力）は，日常生活において必要とされる健康関連体力要素の1つである。それらの機能を高めるレジスタンストレーニングは有酸素性トレーニングと同様に健康づくりに貢献し，身体活動能力を良好な状態に保つ上で重要である。

レジスタンストレーニングの必要性

　不活動（身体活動量の低下）や加齢にともなう筋機能低下は非常に顕著であり，それによってスポーツ活動はもとより，日常生活の行動範囲さえ限定されることにつながる。つまり，歩行や姿勢の維持など日常生活のあらゆる場面において筋力を発揮することが求められるため，筋機能の低下は相対的な生理的負担度の増加を意味し，結果として生活の質（QOL）の低下を招く。

レジスタンストレーニングの効果

　健康運動としてのレジスタンストレーニングのねらいは，筋量，筋力および筋持久力のアップにある。筋量の増加は，徐脂肪体重を増やし，基礎代謝を高め，体脂肪率が減少することにもなる。さらに，骨量や筋結合組織の強度を増加させる効果を持っている。女性の場合，更年期後の骨ミネラル濃度の低下が「骨粗鬆症」として問題となるが，青年期における骨量増加がその予防策として

有効である。有酸素性トレーニングは，筋力と筋量にはほとんど効果をもたらさないため，両者の
トレーニングを組み合わせることで，運動効果の拡大が期待できる。

レジスタンストレーニングの進め方

レジスタンストレーニングの運動強度は，直接，最大筋力を測定するのではなく，ある重さを疲
労困憊まで何回反復できるかということから決定する。運動強度はRMで表すことが多い。RM
とはRepetition Maximumの略で，例えば，10RMとは最大10回反復できる重さを意味する。
1RMは最大挙上重量，つまり持ち上げることが1回しかできない最大の重さということになる。

レジタンストレーニングのプログラムは，エクササイズの種類（運動部位），運動負荷強度
（RM），セット数，頻度（週当たりの実施回数）などの条件で決定される。表5-7は健康づくりのた
めのレジスタンストレーニングのガイドラインである。筋力や筋持久力の増加プログラムとして，
運動強度は8〜20RM，セット数は2〜4セット，週に2〜3回行うことを推奨している。トレー
ニング効果は，実際に負荷のかかった範囲の筋群に限定される。したがって，上肢，体幹，下肢の
主要な筋群にバランスよく負荷がかかるように多くの種類のエクササイズを実施する必要がある。

表5-7 レジスタンストレーニングに関するガイドライン[4]

FIT-RSP		
Frequency	頻度	2〜3日／週
Intensity	強度	〈筋力の増加，筋肥大〉 　40〜50% 1RM（初心者，高齢者など） 　60〜70% 1RM（初級者） 　≧80% 1RM（経験者） 〈筋持久力の増加〉 　<50% 1RM
Type	様式	大筋群を対象として，単関節，多関節運動を実施する （拮抗筋なども含む）
Repetitions	回数	8〜12回／セット（筋力，パワー） 15〜20回／セット（筋持久力）
Set	セット数	2〜4セット（筋力，パワー） 2セット以上（筋持久力）
Pattern	実施パターン	各セットの間隔は2〜3分間 トレーニング間隔として，48時間以上の休息が必要である

1RM：one repetition maximum（最大の挙上重量）

レジスタンストレーニングの注意点

ガイドラインが示している8〜12RMという重量は，実際のところ初心者にとって厳しい水準
であるかもしれない。したがって，レジスタンストレーニングを開始する場合，そのエクササイズ
のやり方をマスターすることに集中し，40〜50% RMあるいは15RM以下の重さを基準にすると
よいだろう。

また，レジスタンストレーニングは血圧上昇をともなうため，呼吸法（息をはきながら挙上する）

をマスターすることも必要である。これによって過度の血圧上昇を避けることができる。

　レジスタンストレーニングの実施時間と健康との関係について考えてみよう。最近の報告[10]では，レジスタンストレーニングを週30〜60分実施することで，総死亡，心血管疾患，がんのリスクが10〜20％減少することが示されている。その一方，トレーニング時間が週130〜140分を超えると，レジスタンストレーニングの好ましい影響は消失し，むしろリスクが高くなることが明らかにされた（図5-8）。

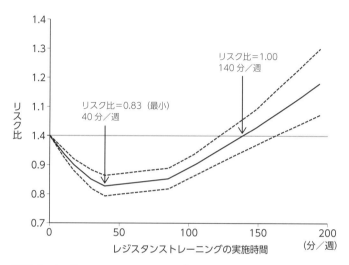

図 5-8　レジスタンストレーニングと死亡リスクの関連[8]

レジスタンストレーニングと性差

　身体組成の性差は，性ホルモン分泌の特徴によって思春期から顕著になる。男性では，精巣（一部，副腎）から分泌されるテストステロンが増加し，この作用によってタンパク質の同化が亢進して筋量が増大する。一般的に，男性の骨格筋量は，女性の30〜50％程度多く，特に，上半身での性差が顕著である。女性では，思春期に卵巣が発達し始めるとともにエストロゲンの分泌が増大する。エストロゲン受容体は，脂肪組織や骨格筋などの組織全体に広く分布しているため，体重調節や代謝バランスに重要な役割を持っている。エストロゲンは，思春期から成人に至るまで，性周期による変動をともないながら，一定のレベルが維持されるが，40歳くらいから徐々に減り始め，閉経期になると急激に減少する。図5-9は，エストロゲン分泌量と女性の身体組成の特徴を表している。エストロゲンの減少によって，タンパク質合成および脂肪酸の利用を含むエネルギー代謝などが低下する。その結果，筋量の低下や脂肪量の増加などが誘導される。レジスタンストレーニングは，このようなホルモンバランスの変化による身体組成の変化に効果的な役割を持っている。筋量の維持，増加は基礎代謝を高め，脂肪を増加させない（太りにくい体組成の獲得）ための最も有効な手段の１つである。特に，思春期から成人期にかけて，レジスタンストレーニングに対するタンパク質合成には，性差はほとんどないことが明らかになっている。したがって，男性女性を問わず

レジスタンストレーニングの効果は十分に期待できると考えられる。

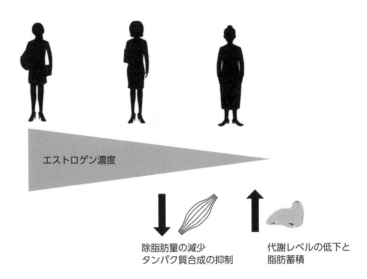

図 5-9　女性のエストロゲン濃度と身体組成の変化 [11]

5.3　運動プログラムの現実と課題

　アメリカで健康づくりや体力の向上を目指した運動ガイドラインの作成が始まったのは，1970年頃からであり，同様に，我が国においても運動の基準づくりが行われてきた。しかしながら，この指針にしたがって運動を実施し，継続できる人の割合は少ない。アメリカ疾病対策センター（CDC）の2000〜01年の報告によると，18歳以上のアメリカ人のうち54.6％が推奨されるような身体活動レベルに達していないという。また，38.3％のアメリカ人が余暇としての身体活動を全く行っていないほか，少なくとも週に5回，軽〜中程度の運動を実施している人は22.7％に過ぎないという結果がある。このような調査報告は，身体活動を生活の一部に取り入れ，習慣的に実施することの難しさを示している。日本の調査報告でも運動を開始して4割の人は1カ月以内に中断し，1年間継続する人は1〜2割程度しかいないという。健康のための運動のガイドラインがいくら提示されたとしても，それが現実的なものでなければ意味を持たない。

　このような運動実践の現実をふまえ，近年，運動指針それ自体も徐々に変化してきている。「健康づくりのための身体活動基準2013」[12]では，生活活動の在り方に着目している。前述（5.1）したとおり，運動のガイドラインは，身体活動（生活活動＋運動）として基準化されている。健康な18〜64歳では，強度が3メッツ以上の身体活動を1週間に23エクササイズ（メッツ×時間）実施することとしている。メッツの定義は前述の通りであるが，表5-8に生活活動と運動のメッツ表を載せた。例えば，歩行（3.0メッツ）であれば毎日1時間の実施で，3.0 × 1時間 × 7日間で21エクササイズ／週となる。

表5-8 生活活動と運動の強度を表すメッツ表[12]

	生活活動のメッツ表
メッツ	**3メッツ以上の生活活動の例**
3.0	普通歩行（平地，67m/分，犬を連れて），電動アシスト付き自転車に乗る，家財道具の片付け，子どもの世話（立位），台所の手伝い，大工仕事，梱包，ギター演奏（立位）
3.3	カーペット掃き，フロア掃き，掃除機，電気関係の仕事：配線工事，身体の動きを伴うスポーツ観戦
3.5	歩行（平地，75〜85m/分，ほどほどの速さ，散歩など），楽に自転車に乗る（8.9km/時），階段を下りる，軽い荷物運び，車の荷物の積み下ろし，荷づくり，モップがけ，床磨き，風呂掃除，庭の草むしり，子どもと遊ぶ（歩く／走る，中強度），車椅子を押す，釣り（全般），スクーター（原付）・オートバイの運転
4.0	自転車に乗る（≒16km/時未満，通勤），階段を上る（ゆっくり），動物と遊ぶ（歩く／走る，中強度），高齢者や障がい者の介護（身支度，風呂，ベッドの乗り降り），屋根の雪下ろし
4.3	やや速歩（平地，やや速めに＝93m/分），苗木の植栽，農作業（家畜に餌を与える）
4.5	耕作，家の修繕
5.0	かなり速歩（平地，速く＝107m/分），動物と遊ぶ（歩く／走る，活発に）
5.5	シャベルで土や泥をすくう
5.8	子どもと遊ぶ（歩く／走る，活発に），家具・家財道具の移動・運搬
6.0	スコップで雪かきをする
7.8	農作業（干し草をまとめる，納屋の掃除）
8.0	運搬（重い荷物）
8.3	荷物を上の階へ運ぶ
8.8	階段を上る（速く）

	運動のメッツ表
メッツ	**3メッツ以上の運動の例**
3.0	ボウリング，バレーボール，社交ダンス（ワルツ，サンバ，タンゴ），ピラティス，太極拳
3.5	自転車エルゴメーター（30〜50ワット），自体重を使った軽い筋力トレーニング（軽・中等度），体操（家で，軽・中等度），ゴルフ（手引きカートを使って），カヌー
3.8	全身を使ったテレビゲーム（スポーツ・ダンス）
4.0	卓球，パワーヨガ，ラジオ体操第1
4.3	やや速歩（平地，やや速めに＝93m/分），ゴルフ（クラブを担いで運ぶ）
4.5	テニス（ダブルス）*，水中歩行（中等度），ラジオ体操第2
4.8	水泳（ゆっくりとした背泳）
5.0	かなり速歩（平地，速く＝107m/分），野球，ソフトボール，サーフィン，バレエ（モダン，ジャズ）
5.3	水泳（ゆっくりとした平泳ぎ），スキー，アクアビクス
5.5	バドミントン
6.0	ゆっくりとしたジョギング，ウェイトトレーニング（高強度，パワーリフティング，ボディビル），バスケットボール，水泳（のんびり泳ぐ）
6.5	山を登る（0〜4.1kgの荷物を持って）
6.8	自転車エルゴメーター（90〜100ワット）
7.0	ジョギング，サッカー，スキー，スケート，ハンドボール*
7.3	エアロビクス，テニス（シングルス）*，山を登る（約4.5〜9.0kgの荷物を持って）
8.0	サイクリング（約20km/時）
8.3	ランニング（134m/分），水泳（クロール，ふつうの速さ，46m/分未満），ラグビー*
9.0	ランニング（139m/分）
9.8	ランニング（161m/分）
10.0	水泳（クロール，速い，69m/分）
10.3	武道・武術（柔道，柔術，空手，キックボクシング，テコンドー）
11.0	ランニング（188m/分），自転車エルゴメーター（161〜200ワット）

	3メッツ未満の生活活動の例
メッツ	
1.8	立位（会話，電話，読書），皿洗い
2.0	ゆっくりした歩行（平地，非常に遅い＝53m/分未満，散歩または家の中），料理や食材の準備（立位，座位），洗濯，子どもを抱えながら立つ，洗車・ワックスがけ
2.2	子どもと遊ぶ（座位，軽度）
2.3	ガーデニング（コンテナを使用する），動物の世話，ピアノの演奏
2.5	植物への水やり，子どもの世話，仕立て作業
2.8	ゆっくりした歩行（平地，遅い＝53m/分），子ども・動物と遊ぶ（立位，軽度）

	3メッツ未満の運動の例
メッツ	
2.3	ストレッチング，全身を使ったテレビゲーム（バランス運動，ヨガ）
2.5	ヨガ，ビリヤード
2.8	座って行うラジオ体操

* 試合の場合

図5-10は，トータルの身体活動量をピラミッドとして示したものである。運動ガイドラインの当初の考え方は，ピラミッドの2段目，3段目を対象にしたものであった。しかしながら，上述したように，ピラミッドの4段目となる生活活動を含んだ考え方に変わっている。これから運動を始めようとする人は，はじめにピラミッドの基礎となる毎日の生活習慣の中から，身体活動量を確保するための手段を考えてみてほしい。それから，体力などを高めるためにピラミッドの2，3段目の運動を選択していくことが大切であろう。

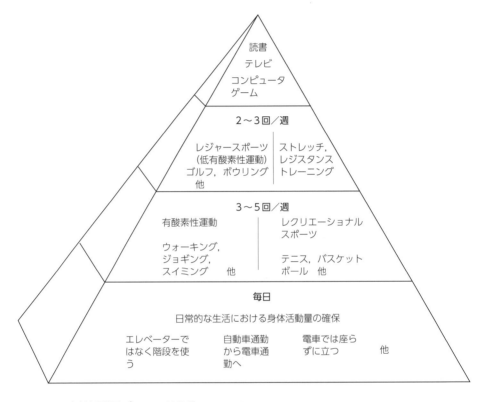

図 5-10　身体活動量ピラミッド[4, 5]（一部改変）

┃パンデミックの影響

　ここでは，感染症によるライフスタイルの変化について述べる。2020年から世界で感染が拡大した新型コロナウイルス感染症は人々の生活に大きな影響を与えている。テレワークやオンライン会議などのオンラインコミュニケーションの普及に合わせて，座位行動が中心のライフスタイルがいっそう増加した。このようなライフタイルへの警鐘をならす報告がある（図5-11）。この研究では，運動しているかどうかにかかわらず，座りすぎていると寿命が短くなることが報告されている。さらに，肥満度が高く，2型糖尿病罹患率や心臓病罹患率が高いことも報告されている。図5-11は，世界20カ国における平日の座位時間を表している。●印は集団の真ん中の人の座位時間，■は下から4分の1の位置にあたる人の座位時間，▲は下から4分の3の位置にあたる人の座

位時間を示す。注目されるのは，日本人の座位時間が20カ国で最も長いことである。日本人には座りすぎのリスクが大きいことが示されている。

図5-12は，8つの先進国において，ウエアラブルデバイスで測定した1日当たりの歩行数の変化を示している。1995年から2017年にかけての思春期の歩行数の変化は急激に低下している。この要因として，思春期においてもオンラインコミュニケーション（スクリーンタイム，インターネットの利用）が増えたこと，さらに，通学にともなう身体活動の減少も寄与している可能性があると考えられている。2020年からは新型コロナウイルスの広がりによって，その傾向はいっそう強くなっていると予想される。長期的な感染症対策と向き合うライフスタイルにおいて，運動不足から身体的及び精神的な健康を脅かす健康二次被害を予防するために，自らの運動習慣を再度，考えてみてほしい。

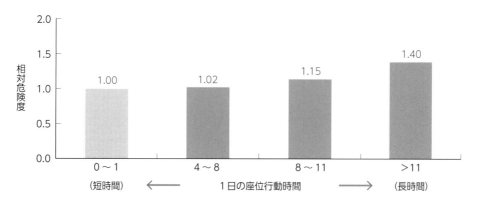

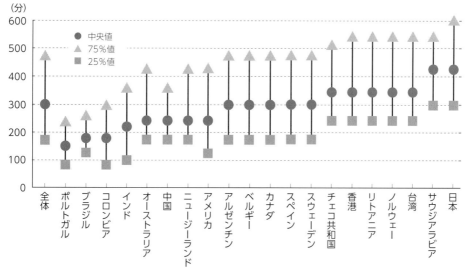

図 5-11 1日の座位行動時間と死亡危険度の関係（上）
および世界20カ国の座位時間（下）[13]

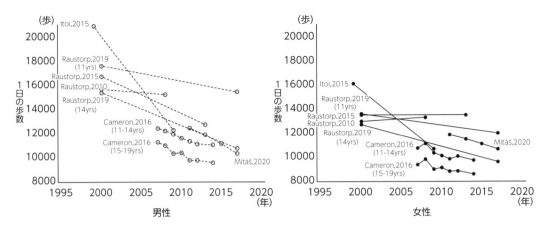

図 5-12 1995〜2020 年を青年期として過ごした男性（左）と女性（右）の歩行数の変化⁽¹⁴⁾

〔引用文献〕

(1) 厚生労働省　18歳から64歳の人を対象にした身体活動指針（アクティブガイド）　https://www.mhlw.go.jp/content/000656517.pdf

(2) 池上晴夫「運動処方」朝倉書店，1990

(3) Physical Activity Guidelines for Americans 2nd edition.　https://health.gov/sites/default/files/2019-09/Physical_Activity_Guidelines_2nd_edition.pdf

(4) American College of Sports Medicine, ACSM's Guidelines for Exercise Testing and Prescription. 9th edition. Williams & Wilkins. Baltimore. 2013

(5) Foss ML, Fox's physiological basis for exercise and sport. 6th edition. WCB/McGraw-Hill, Boston, 1998

(6) Roecker K, Niess AM, Horstmann T, Striegel H, Mayer F, Dickhuth HH. Heart rate prescriptions from performance and anthropometrical characteristics. Med Sci Sports Exerc. 2002 May; 34 (5)：881-887

(7) 小野寺孝一，宮下充正　全身持久性運動における主観的強度と客観的強度の対応性：Rating of perceived exertion の観点から．体育学研究 1976年21巻4号 p. 191-203

(8) Tabata I, K Irisawa, M Kouzaki, K Nishimura, F Ogita, M Miyachi. Metabolic profile of high intensity intermittent exercises. Med Sci Sports Exerc 29: 390-395, 1997

(9) Dun Y, Smith JR, Liu S, Olson TP. High-Intensity Interval Training in Cardiac Rehabilitation. Clin Geriatr Med. 2019 Nov; 35(4)：469-487

(10) Momma H, Kawakami R, Honda T, Sawada SS. Muscle-strengthening activities are associated with lower risk and mortality in major non-communicable diseases: a systematic review and meta-analysis of cohort studies. Br J Sports Med. 2022 Jul; 56(13)：755-763

(11) Smith-Ryan AE, Cabre HE, Moore SR. Active Women Across the Lifespan: Nutritional Ingredients to Support Health and Wellness. Sports Med. 2022 Sep 29: 1–17

(12) 厚生労働省　生活活動のメッツ表　2013　http://e4,5-kennet.mhlw.go.jp/wp/wp-content/themes/targis_mhlw/pdf/mets.pdf

(13) 厚生労働省　座位行動　2021　https://www.mhlw.go.jp/content/000656521.pdf

(14) Conger SA, Toth LP, Cretsinger C, Raustorp A, Mitáš J, Inoue S, Bassett DR. Time Trends in Physical Activity Using Wearable Devices: A Systematic Review and Meta-analysis of Studies from 1995 to 2017. Med Sci Sports Exerc. 2022 Feb 1; 54 (2)：288-298

第 **6** 章 **身体運動と健康**

　身体活動は，「生活活動」と「運動（身体運動）」の2つに分けられる。生活活動は，日常生活における労働，家事，通勤・通学などの身体活動を指す。一方，運動（身体運動）とは，体力の維持・向上を目的とし，計画的・継続的に実施される身体活動のことである。科学技術の進歩によって高度に利便化された社会で生きる現代人は，普通に生活しているだけでは運動不足に陥りやすく，意図的な身体活動がなければ健康を維持することが難しい環境におかれている。

　本章では，身体運動を成り立たせている運動スキルや基礎的な身体運動について概説する。また，健康の維持・向上において身体運動が果たす役割や身体運動の価値について述べる。

6.1 運動スキルの学習

6.1.1 身体リテラシー

　リテラシーという用語は，もともとは「識字能力」や「読み書き能力」のことを指すが，現在では，「物事を適切に理解・解釈し，活用する力」という意味で用いられることが多い。その伝でいけば，身体リテラシーは「身体を適切に理解・解釈し，活用する力」となるが，International Physical Literacy Association では，身体リテラシー（Physical Literacy）を以下のように定義している。

> Physical literacy can be described as the motivation, confidence, physical competence, knowledge, and understanding to value and take responsibility for engagement in physical activities for life. [1]
> （身体リテラシーとは，生涯にわたって身体的活動に価値を見出し，責任をもって関与するための動機，自信，身体的能力，知識，理解のことと表現される。）

　換言すると，身体リテラシーとは，様々な身体活動，リズム活動，スポーツ活動などを自信をもって行うことができる，基礎的な運動スキルおよび基礎的なスポーツスキルのことである。さらに付け加えると，身体活動を意欲的に行えるといった心理的側面，あるいは仲間と協調したりコ

ミュニケートしたりできる社会的側面も含まれる[2]。身体リテラシーを身につけることにより，生涯を通して健康的で活発なライフスタイルを送ることが期待できる。

　次節以降では，身体リテラシーの基盤ともいえる運動スキルに焦点を当て，運動スキルの効果的な学習方法や学習に伴う脳・神経活動の変化を取り上げる。

6.1.2 運動スキルの学習と転移

　われわれはトレーニングを重ねることにより，最初は難しかった運動もできるようになる。例えば，初めてスキーやスノーボードを行う初心者は，ゲレンデに到着した初日と数日の練習を行った最終日との間には，運動スキルのレベルに大きな違いがみられるであろう。またスポーツ以外でも，最初は恐る恐る使っていた実験器具の扱いも，慣れてくるとほぼ無意識のうちに操作ができるようになっている。それではこういった運動スキルの学習は，どのような形で進行するのであろうか？ ポジトロン断層画像撮影法（PET：Positron Emission Topography）や機能的磁気共鳴画像法（fMRI：Functional Magnetic Resonance Imaging）などを用いて運動学習の過程を検討したこれまでの研究から，運動スキルを学習しているときは，運動前野，小脳，頭頂葉，補足運動野など脳の様々な運動関連領域に活動がみられることが明らかとなっている（図6-1）[3]。さらに，運動を学習する初期とある程度学習が進んできた段階では，脳の活動にも違いがみられるようである。これらの結果は，ヒトが運動スキルを学習する過程は，脳の様々な運動関連領域の活動を伴う複雑なシステムであることを示唆している。

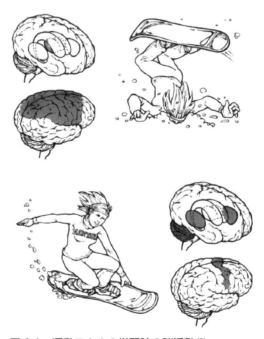

図 6-1　運動スキルの学習時の脳活動 [3]

　スポーツでは，慌ててしまいミスをする場面が頻繁に見受けられる。これは，動作を速くやることと正確にやることの両立が難しいことを示していると考えられる。しかしながら，多くのスポーツでは速く正確にすることが要求されるようである。それでは，速く正確な運動スキルを身につけるにはどうしたらいいのであろうか？　バットやラケットでボールを打つような運動スキルの場合，まず高い速度で練習を行い，その後に正確性を高めようとする場合は，その運動スキルに含まれる動きを変える必要はない。ゆっくりとした速度の練習を行った後に，高い速度での練習に移行した場合は，新しい動きが必要となり，体の動かし方が変わってしまうため，こういった課題では最初から速い動作のなかで働く神経機構を磨く必要がある，しかし，身体の動かし方に問題があり，習熟を妨げている初心者の場合は，身体の動かし方が変わってしまっても，正確に動作そのものを覚えたほうが効果的なこともある。つまり，まずはゆっくりとした動作でできるようになってから，その後に次第に速度を高めていくというやり方である。したがって，速さと正確性のどちらも要求される運動スキルの学習の際には，運動スキルのレベルに応じた学習が適しているということである。

　プロ野球選手にはゴルフの上手い人が多いようである。また，軟式テニスを経験した人は，新しく硬式テニスを始めるときにもその経験が役に立つかもしれない。このように過去にある運動スキルを学習した経験が，別の運動スキルの学習課題に影響を及ぼすことを転移という。野球のスイングとゴルフのスイングはある程度共通する部分もあるが，全く異なる部分もある。したがって，一概にすべての転移がプラスに働くとは言い切れないが，一度獲得した運動スキルが，新しい運動スキルの学習にも影響を与えることは，十分に起こりうるだろう。それでは，複数の運動スキルを効率的に学習するには，どのようにしたら良いのだろうか？　運動スキルの学習では，同じ練習をひたすら繰り返す（ブロック練習）よりも，いくつかのバリエーションを加えた学習（ランダム練習）のほうが，運動スキルの保持や転移の成績が高いことが知られている。また，運動スキルの学習時には，そのパフォーマンスの結果に対してどれだけフィードバックを与えるかも，上達に影響を与えるようである。毎回フィードバックを与えた条件よりも，何試行に1回の頻度でフィードバックを与えたときの方が，最終的には運動スキルの向上に効果的であることが示唆されている。また，すべての試行でフィードバックを与えた場合と，フィードバックを徐々に減らしていき50％に調整した場合を比較すると，フィードバックを徐々に減らした場合の方が，練習終了1日後に測定した保持テストの成績が優れているという結果であった（図6-2）[4]。これらの結果は，学習の初期にはフィードバックの頻度を少し多くして，徐々に減らしていくというやり方が効果的であることを示唆している。指導者は指導の際には，あれもこれも言い過ぎずに，学習者自身の気づきを促すような指導を行うことが効果的であるのかもしれない。しかしながら，ここで紹介した知見は主に実験室的なデータが中心である。したがって，どこまでスポーツの現場に応用できるかは，その理論的背景と併せて更なる研究が必要であるが，運動スキルの学習を考えるうえで非常に興味深いものである。

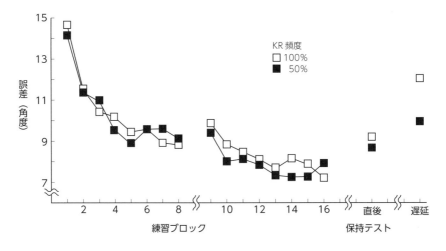

図 6-2 練習中の結果のフィードバックが運動スキルの学習に及ぼす影響 [4]

6.1.3 ゴールデンエイジとシナプスの可塑性

　「鉄は熱いうちに打て」という言葉がある。われわれが新しいスキルを学ぶとき，一体いつが「熱い」のであろうか？　これは，新しいスポーツを始めるときに限らず，新しい言語を覚えたり，楽器を習ったりするときにも通じるものと考えられる。幼い頃から母語に加えて第二言語を学んだバイリンガルは，母語と第二言語を脳の同じ領域で処理しているが（図6-3）[5]，第二言語を遅くに習得した場合は，母語と第二言語は脳の異なる領域で処理されることが知られている。つまり，ある時期を過ぎてしまうと，脳では第二言語を母語と異なる別の言語として処理しているということで，成長してからの第二言語の習得が，不可能でないにしても時間を要する理由と関係があるのかもしれない。また，プロのキーボード奏者はアマチュアのキーボード奏者や楽器の経験がない人と比べて，運動や感覚情報の処理に関する脳の領域が広い。これは，幼い頃からの長期にわたる音楽経験がもたらした結果であると考えられる。また，サッカーなどのスポーツでも，12歳くらいまでの年齢はゴールデンエイジと呼ばれている。これは神経系の発達がこの頃までにほぼ完成することを示すスキャモンの発育曲線（第4章参照）と関係があるだろう。実際，多くのスポーツで，この時期までの指導は技術の獲得に主眼が置かれている。どうやら大方の予想通り，何事も早い時期から始めるのに越したことはなさそうである。確かにオリンピックやワールドカップに出場するようなトップアスリートの多くは，幼い頃から英才教育を受けてきているだろう。だからといって，小学生までにあるスポーツの技術を身につけておかなければ，そのスポーツを楽しむことはできないのだろうか？　もし本当にそうならば，スキーやスノーボードは冬の定番スポーツにはならないであろうし，高齢者向けの "○×教室" なども流行らないだろう。

　スキルを含めたヒトの様々な身体活動を制御しているのは神経系だが，神経系は千億個以上のニューロンから構成されていると考えられている。そしてニューロンとニューロンは，シナプスと

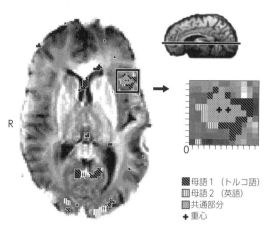

図6-3 幼い頃から英語とトルコ語を学習したバイリンガルの
言語課題時の脳活動 [5]

呼ばれる1万分の1ミリ程度のわずかな隙間でつながっている。この隙間をシナプス間隙といい，シナプス間隙ではニューロンが興奮を伝達するために神経伝達物質が重要な役割を果たしている。1つのニューロンは数千から1万のシナプス，つまり他の1万近くのニューロンとつながっており，脳全体で考えると途方もない数のニューロンがネットワークを形成していることがわかる。実は，脳の様々な機能を決定しているのは，このニューロン同士で形成される神経のネットワークである。この神経のネットワークは，生まれてすぐの状態では，遺伝子に組み込まれたプログラムによって形成されるが，その後は周囲の環境や経験によって決まる。つまり，使えば使うほど新しいネットワークが形成されていき，使われなければそのネットワークは廃れていく。このことは，経験によってシナプスのつながりが変化することを意味しており，この性質をシナプスの可塑性という。そしてこのシナプスの可塑性が，われわれの学習や記憶などの基となっていると考えられている。さらに，近年その役割が解明されつつあるグリア細胞も，ニューロンのネットワーク形成に関わるようである。

　シナプスの可塑性は若年のときほど著しいが，ニューロンの数が加齢とともに減少しても，どうやら可塑性そのものは失われないようである。シナプスの可塑性から神経系を概観すると，「何事も早く始めるのに越したことはない」と感じるのと同時に，「何かを始めるのに遅すぎるということはない」と思えてくるから面白い。近年の非侵襲的な脳機能イメージングや，電気生理学的手法の発展により，脳や脊髄の神経ネットワークの機能的な変化を直接モニターすることが可能になりつつある。スポーツ選手や音楽家の超人的なパフォーマンスを支えているのは優れた神経系の働きだが，それは日々の鍛錬の賜物である。鍛えれば神経のネットワークは変わっていく。だから右手でトランペットを弾きながら，左手でピアノを演奏するなどという芸当も可能になるのである。ただし，そのためには人並み外れたトレーニングが必要であることは言うまでもない。

6.1.4 運動イメージとミラーシステム

「運動イメージ」とは，実際の動作あるいは筋活動なしに脳内で行われる，運動の表象と定義されている。表象という言葉はあまり聞き慣れない言葉かもしれないが，「脳内で行われる運動の表象」とは，実際に身体を動かさない状態でサッカーボールを蹴ったり，野球のスイングをしたりしたときのイメージ，とたとえることができる。

さて，イメージという言葉が出てきたが，ここで，どんなスポーツでもいいが，そのスポーツを行っている場面をイメージしてもらうとしよう。その場面はどのような場面だろうか？ グラウンドでプレーをしている自分をスタンドから眺めているようなイメージだろうか？ あるいは，目の前にボールや対戦相手が広がるイメージだろうか？ ひと言でスポーツの場面といっても，このように異なる場面をイメージすることができる。異なる2つの運動イメージのうち，前者は「三人称的運動イメージ」と呼ばれており，後者は「一人称的運動イメージ」と呼ばれている。三人称的運動イメージは視覚的な情報が中心となるので，視覚的運動イメージとも呼ばれる。一方，一人称的運動イメージは，視覚情報に加えて，自分自身の様々な感覚が中心となり，とくに筋感覚が大きな役割を果たすため，筋感覚的運動イメージとも呼ばれる。運動イメージから新しいスキルの獲得を考えてみると，新しいスキルをすぐに獲得できる器用な人は，視覚的な情報をもとにした三人称的運動イメージを，一人称的運動イメージに変換するのが上手な人である，という見方ができるであろう。ひょっとしたら，あなたの周りにいる"物まね上手"な友達は，この変換を行うのが得意なのかもしれない。

それでは，運動をイメージしているとき，脳での神経活動はどうなっているのであろうか？ PETやfMRIなどの脳機能イメージング装置を用いた多くの研究から，運動イメージ中には，補足運動野や運動前野，頭頂葉，大脳基底核，小脳など，実際の運動を行う際に活動する領域と近い領域に活動がみられることが示された。図6-4[6]に，指の系列運動を行ったときの脳活動と，その動作をイメージしたときの脳活動を示す。この図は，実際には系列運動の動作を伴わない運動イメージだけで，補足運動野が活動することを示している。前述した2種類の運動イメージのうち，これらの運動に関連する領域は，筋感覚的運動イメージ時に活動がみられるようである。このように，実際に運動（筋活動）を伴っていないにもかかわらず，脳の中では実際の運動を行っているときと類似した神経活動がみられることは，スポーツのパフォーマンスに対するイメージトレーニングの有効性だけでなく，リハビリテーションなどの分野における運動イメージの重要性を示唆している。さらに，運動イメージが脳内の運動系を賦活させることは，運動イメージが運動の意図を反映することを示唆している。したがって，自分の意志で運動を行うことができない人であっても，正しく運動イメージを脳活動から計測することが高い精度で可能になれば，その運動を機械に代行させるブレイン・マシン・インターフェイス（BMI：Brain-Machine Interface）に発展させることが期待される。

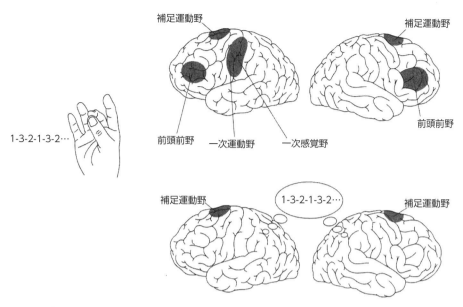

図 6-4 指の系列運動を行った時の脳活動（上）とその動作をイメージした時の脳活動（下）⁽⁶⁾

一方，われわれは，思わず"上手い"と唸ってしまうようなサッカー選手の巧みな動きや，フィギュアスケートや新体操の選手の華麗な演技に魅了される。そのとき，あなたはその選手のどこに目を奪われているだろうか？　これまでの研究から，ヒトは自ら動くときだけでなく，他人の動きを見ているときも，自らの脳の運動系がシステムとして働いている可能性が示唆された（図6-5）⁽⁷⁾。このシステムは，ミラーシステム（ミラーニューロンシステム）と呼ばれている。ミラーシステムに関する一連の研究は，サルが他のサルの動きを観察しているとき，自らがその動作を行うときに活動するニューロンと同様の活動が見られたことを契機として始まったものである。ヒトでは，神経細胞レベルでの直接的なエビデンスはないものの，システムとして存在していると考えられている。いずれにしても，このミラーシステムの存在は，他人の動きを認知するプロセスに，観察者の運動系も使っていることを示している。われわれは，観察から得られた情報を類似する運動様式に変換することによって，他人の意図を解読している可能性があると考えられる。

それでは，ミラーシステムはスキルの獲得にどのように関係しているのであろうか？　前述した，三人称的運動イメージから一人称的運動イメージへの変換に，ミラーシステムが何らかの形で関与していると考えるのが自然であろう。ここで，幼いころの体育の授業やクラブ活動，"○×教室"に通っていたことを思い出してほしい。われわれが何か新しいスキルを学ぶとき，まずお手本となる先生や先輩を真似することから始めることが多いのではないか。何のお手本もない状態から全く新しい技を開発することが非常に難しいことを考えると，このことは容易に想像できる。幼い頃，お気に入りの選手の動きを何度も繰り返しビデオで見て，その動きを徹底的に真似したというスポーツ選手は少なくない。他人の動きを見ているだけで，実際に脳の中でも自らの運動系に活動

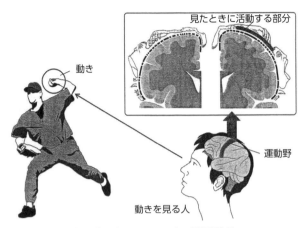

見たときに活動する部分

動き

運動野

動きを見る人

図6-5 他人の動きを見ている時の脳活動[7]

が生じているということは，運動スキルの獲得がまず真似から入ることが近道という経験則に対する理論的な根拠を示唆している。そう考えると，学ぶという言葉の語源が「真似ぶ」にあるという説も，十分にうなずける話である。

次節では，歩，走，跳，投といった基礎的身体運動について概説し，運動スキルとの関わりについて考えてみる。

6.2 基礎的な身体運動の成り立ちと特徴

6.2.1 歩

人間は直立二足歩行を行う。人間以外に，日常的に直立二足歩行を行う動物はおらず，人類は進化の過程で直立二足歩行を獲得したことにより，手や腕が自由になり，脳容積が大きくなって高い知能を得たといわれる。一方，直立二足歩行は四足での移動に比べると基底面が小さく，不安定であることから，四足での移動以上に動的バランス能力が要求される。人間は生後，周囲の大人たちを模倣することによって直立二足歩行を学習するが，歩けるようになるには約1年を要す。

歩行は同じ動作が繰り返される循環運動であり，図6-6[8]に示すような局面からなる。片方の足のみが地面に接している片脚支持期と，両足が地面に接している両脚支持期からなり，片方の脚に着目した場合は，足が地面に接しているスタンス期（支持期）と，足が地面から離れているスイング期（非支持期，遊脚期）からなる。

歩行はわれわれの日常生活における自力での主たる移動手段であり，日常生活動作（ADL：Activities of Daily Living）の中でもとくに重要な動作といえる。図6-7[9]は，高齢者にADL各動作の価値序列を尋ねた結果を示したものである。グラフの縦軸は，ADLの各動作を1対1で比較し，「できなくなるとより困る」と思われる方を選んでもらい，これを総当たりで行ったときの勝

率にあたるものを内側から高い順に並べている。健常群では屋内移動が7位，屋外移動が8位と移動の価値序列が低いが，障害群では屋内移動は排泄に次ぐ2位と価値序列が高い。これは，困難なく歩行を行える人にとっては移動できることが空気を吸うのと同じように当たり前で，その重要性の認識が低いが，歩行が困難な人は歩けることの重要性を強く認識しているということであろう。表6-1は歩行に関連する各種機能を示したものである。歩行は神経・筋機能をはじめ，代謝機能，平衡性，姿勢，骨密度等に関わる。また，1日の歩行距離や歩行速度は認知症の発症リスクとも関連している[10, 11]。「何歳になっても自分の脚で歩くことができる」ことは，生涯を通じての健康や，後述するウェルネスに大きく関わってくる。

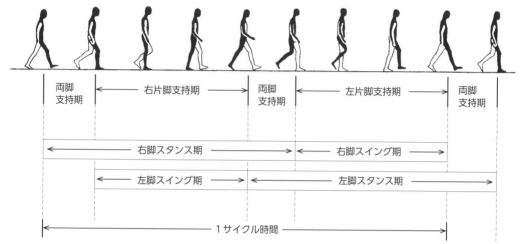

図 6-6 歩行動作の1周期と局面構造[8]

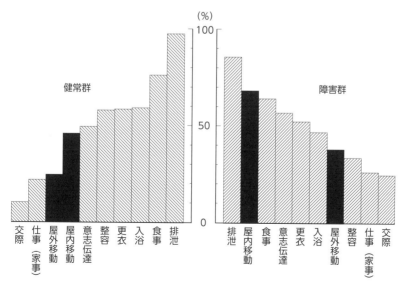

図 6-7 高齢者の日常生活動作（ADL）における価値序列[9]

第6章 身体運動と健康

表6-1　歩行に関連する各種機能

項目	影響する機能
歩行距離	認知機能，呼吸循環機能，代謝機能，骨密度
歩行速度	認知機能，神経・筋機能，代謝機能，平衡性，骨密度
歩行動作	神経・筋機能，平衡性，姿勢

6.2.2 走

　走行（ランニング）は歩行と同様，循環運動であり，図6-8に示すような局面からなる。片方の足が地面に接しているスタンス期（支持期）と両足が地面から離れている空中期（滞空期）からなり，片方の脚に着目した場合は，スタンス期と足が地面から離れているスイング期（非支持期，遊脚期）からなる。歩行と異なり，走行では空中期があることが特徴である。歩行に比べれば，日常生活で移動手段として用いることは少ないが，走動作は多くのスポーツにおいて基本となる動作である。

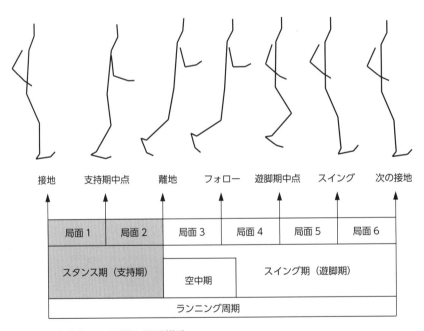

図6-8　走動作の1周期と局面構造

　図6-9[12]はランニングの支持期に地面から受ける力（地面反力）を示したものである。鉛直方向の地面反力（b）をみると，低速（約3 m/s）で走った場合でも体重の3倍程度の力を受け，高速（全力疾走）では体重の4倍以上の力を受けることがわかる。水平前後方向の地面反力（a）をみると，前半はブレーキ力（図中の負の値）を受け，後半は推進力（正の値）を受けることがわかる。また，支持期時間（接地時間）は高速になるほど短くなり，全力疾走では約0.1秒の間に大きな力を受ける。地面反力は足が地面に加えた力の反作用であるが，足による地面への加重は，体重と下肢の関節運動から生じる力発揮の結果である。足関節はばね的な振る舞いをし，着地衝撃の吸収と身体の加速の両方に役割を果たしている。膝関節は着地衝撃の吸収など負のパワー発揮を行っており，ショックアブソーバーとしての役割が大きい。股関節は脚のスイングと振り戻しのパワージェネレーターであり，走速度が高いほど，股関節のパワー発揮がより重要となる（図6-10）[13]。

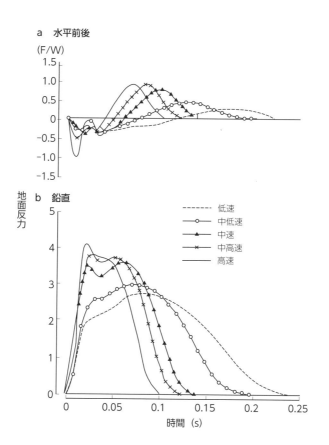

図6-9　ランニング中の地面反力[12]

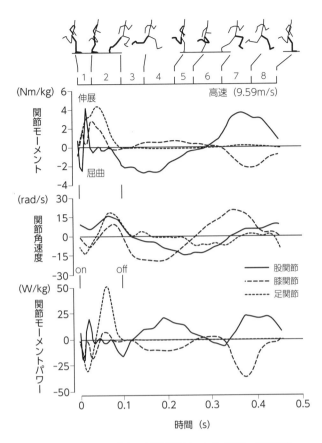

図 6-10 ランニング中の下肢関節によるパワー発揮[12]

6.2.3 跳

　跳躍とは，脚の蹴りにより身体に運動エネルギーを与え，身体を地面から投げ出す動作のことである。目的とする方向，助走の有無や長さによって，様々なタイプの跳躍に分類できる。

　図6-11[8, 14]は走幅跳の踏切における地面反力と走幅跳のイメージを示したものである。踏切接地の後，水平地面反力のほとんどがブレーキ力（A）であり，推進力（B）はわずかしか発揮されていないことがわかる。これは図中のイメージのように，助走速度を踏切で減速させ，身体を前上方に投げ出しているためである。身体の投げ出しは脚の蹴り（踏切脚の伸展）と腕・遊脚の振り上げに加え，接地点を軸とする身体の起こし回転によって生じている。とくに走幅跳や走高跳のような助走を伴う跳躍の場合，身体の起こし回転をうまく使うことが重要なスキルとなる。

　一方，踏切脚の伸展では，体重の受け止め時に引き伸ばされた筋のばね的振る舞いを利用することが重要である。図6-12[15]は，予め筋を伸張（予備伸張）した場合とそうでない場合について，筋が収縮する際の発揮張力を比較したものである。単に収縮した場合の筋張力による仕事（cとdを結ぶ曲線と横軸で囲まれる部分の面積）と比較し，予備伸張した場合の仕事（fとhを結ぶ曲線と横軸で囲まれる部分の面積）は数倍も大きいことがわかる。このように伸張された直後に短縮した場

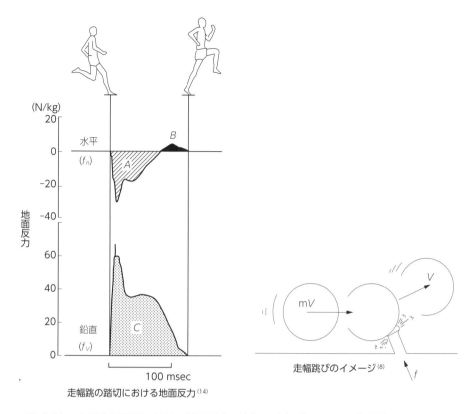

図 6-11　走幅跳の踏切における地面反力（左）と走幅跳のイメージ（右）

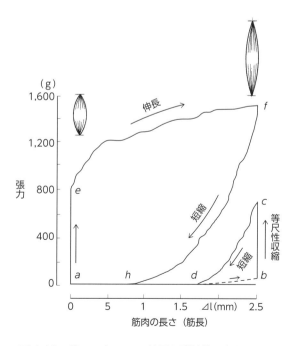

図 6-12　筋のストレッチ効果と弾性作用 [15]

合，筋は爆発的なパワー（単位時間当たりの仕事）を発揮することが知られており，このような筋の特性を利用した運動を伸張−短縮サイクル（SSC：Stretch-Shortening Cycle）運動という。爆発的なパワーは，筋に直列に付着している腱が「ばね」のように振る舞い，引き伸ばされたときに貯蔵された弾性エネルギーを短縮時に再利用することによって生じる。

6.2.4 投

投動作とは，ある目的のために，手の届かないところへ手で物を放ることである。目的や投射物の大きさ・重量・形状によって動作が異なるが，下肢や体幹で得たエネルギーを上肢に伝え，最終的に投射物にエネルギーを与えるという点は，全ての投動作に共通している。表6-2は，投げの分類と運動課題遂行（パフォーマンス）の決定要因について示したものである。空気抵抗を無視すると，リリースされた投射物は物理的な法則にしたがい放物運動を行う。リリース時の高さ（投射高），初速度の向き（投射角）と大きさによって，リリース後の軌跡と到達点が決まる。目的（遠投，速投，正確投）に応じてこれらの重要度は異なり，遠投と速投では，初速度の大きさが最も重要である。陸上競技の投擲種目や野球の遠投や速投では投射物に大きなパワーを伝えることが最重要となる。一方，正確投の場合は投射角がより重要となる。バスケットボールのシュートやダーツではパワーよりも方向づけ（スペーシング）や力加減（グレーディング）が最重要となる。また，投射物に回転を加えると空気抵抗の影響を強く受けるため，投射物の姿勢を安定させたり，リリース後の軌跡を変化させることができる。陸上競技の円盤投げ，野球のピッチング，サッカーやハンドボールのシュートなどでは，ボールに適切な回転を与えることや，逆に回転させないことも重要なスキルとなる。

表6-2 「投げ」の分類とパフォーマンスの決定要因

分類	力学的要因	生理的要因
遠投	初速度，投射角，投射高	パワー
速投	初速度	パワー
正確投	投射角，投射高，初速度	スペーシング，グレーディング

図6-13[16]は投球動作における身体各部の速度変化を示したものである。左足接地の後，腰，肩，肘，手関節，ボールの順に速度のピークが時間的にずれながら，徐々に増していることがわかる。このように身体の中心部から末端へ速度やエネルギーが伝わり，末端の速度を大きくできることを，運動連鎖の原則と呼ぶ。より中心部に近い身体部分が適切なタイミングで適度に減速することで，末端が加速し，鞭のように末端の速度が高まる。このような運動連鎖の原則にしたがった動きを身につけることは，投射物に効率よく速度を与えるための重要なスキルといえる。

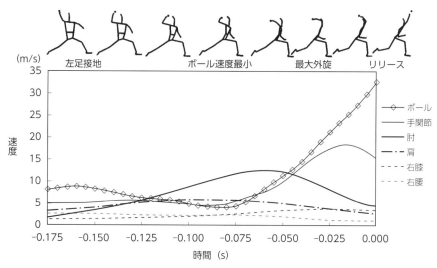

図 6-13 投球動作における身体各部の速度変化[16]

6.3 身体運動とウェルネス

6.3.1 ウェルネスとは

　ウェルネスとは,「健康」を身体面だけでなくより広くとらえた概念で, 最初に提唱した米国のハルバート・ダン医師は「輝くように生き生きしている状態」と定義した。近年では,「身体の健康, 精神の健康, 環境の健康, 社会的健康を基盤にして, 豊かな人生をデザインしていく, 自己実現」[17]と定義されている。病気ではない状態（心身の健康）を基盤とし, その基盤をもとに豊かな人生, 輝く人生を志向している状態を指す。

6.3.2 身体運動は義務か権利か

　国民の健康維持と現代病予防を目的として, 2002年に健康増進法が公布された。その第二条では,「国民は, 健康な生活習慣の重要性に対する関心と理解を深め, 生涯にわたって, 自らの健康状態を自覚するとともに, 健康の増進に努めなければならない」とあり, 健康増進を国民の義務として謳っている[18]。現在のわれわれの生活は科学技術の進歩によって高度に利便化されている。このような社会で生きる現代人は, 普通に生活しているだけでは運動不足に陥りやすく, 意図的な身体活動（身体運動）がなければ健康を維持することが難しい。健康増進という義務を果たすためには, 何らかの身体運動が必要であろう。そうであれば, 身体運動を行うこと自体が義務という捉え方もできる。

　一方, 2011年に公布されたスポーツ基本法では,「スポーツを通じて幸福で豊かな生活を営む

ことは，全ての人々の権利」であることが謳われている[19]。ここでのスポーツとは，「心身の健全な発達，健康及び体力の保持増進，精神的な充足感の獲得，自律心その他の精神の涵養等のために個人又は集団で行われる運動競技その他の身体活動」のことであり，すなわち，身体運動全般を指す。また，オリンピック憲章では，オリンピズムの基本原則の1つとして，「スポーツをすることは人権の1つである。すべての個人はいかなる種類の差別も受けることなく，オリンピック精神に基づき，スポーツをする機会を与えられなければならない（後略）」と述べられている[20]。

以上のように，われわれが身体運動を行うことは「義務」であり，「権利」でもある。あなたは身体運動を行うとき，それを「義務」と捉え，強いて行っているのか，それとも，「権利」と捉え，その権利を行使しているのか。どちらであろうか。

6.3.3 心身への寄与

健康増進という義務を果たすために身体運動が必要なのはなぜであろうか。それは身体運動が心身に様々な好影響を及ぼすことが知られているからである。WHO（世界保健機関）の身体活動・座位行動ガイドラインでは，重要なメッセージとして表6-3[21]の6つを挙げている。また，全ての人（子ども，青少年，成人，高齢者，妊婦や産後の女性，慢性疾患や障害をもつ人々）に対して，健康に多くの利益をもたらし，健康リスクを軽減するために必要な身体活動の量（頻度，強度，持続時間）について，エビデンスに基づいた推奨事項を提示している。おしなべて言えば，これらは，座り過ぎを減らし，身体活動を促進することで，「すべての人に健康と福祉を（SDG3）」もたらそうとする提言である。

表6-3　WHO 身体活動・座位行動ガイドラインにおける重要なメッセージ[21]

1	**身体活動は心身の健康に寄与する。** 定期的な身体活動は，世界の死亡者数の4分の3近くを占める心臓病，2型糖尿病，がんといった疾病の予防・管理に貢献する。また，身体活動は，うつや不安の症状を軽減し，思考力，学習力，総合的な幸福感を高める。
2	**少しの身体活動でも何もしないよりは良い。多い方がより良い。** 健康と幸福のために，少なくとも，成人では週に150〜300分の中強度の有酸素性の身体活動（または，それと同等の量の高強度の有酸素性の身体活動）が，子どもや青少年では1日平均60分の中強度の有酸素性の身体活動が推奨される。
3	**すべての身体活動に意味がある。** 仕事やスポーツ，余暇，移動（ウォーキング，スケートボード，サイクリング）だけでなく，日常の生活活動や家事も身体活動に含まれる。
4	**筋力強化は全ての人の健康に役立つ。** 高齢者（65歳以上）は，転倒予防と健康増進のために，筋力の強化だけでなく，バランスと協調（身体の各部位を調和して思い通りに動かせる能力）を重視した身体活動を取り入れるべきである。
5	**座りすぎで不健康になる。** 座りすぎは心臓病，がん，2型糖尿病のリスクを高める。座りっぱなしの時間を減らし，身体活動を行うことは健康に良い。
6	**身体活動を増やし，座位行動を減らすことにより，** 妊娠中および産後の女性，慢性疾患のある人や障害のある人を含む すべての人が健康効果を得られる。

　身体運動は身体面だけでなく，精神面にも良い効果を及ぼす。神経科学や精神医学などの研究分野においては，低強度の身体運動が海馬の働きを増し，認知機能の改善や抗うつなどのメンタルヘルスを改善する効果が引き起こされるなど，身体運動が心の健康維持および増進に重要な因子であることの根拠が示されている[22]。また，厚生労働省の「健康づくりのための身体活動基準2013」においても，身体活動に取り組むことで，将来的な疾病予防，メンタルヘルス不調の一次予防，腰痛や膝痛の改善可能性を高める，風邪に罹患しにくくなる，健康的な体型を維持することによる自己効力感の向上など，様々な面から生活の質が高められることが示されている[23]。

6.3.4 楽しみとしての身体運動

　前節では，身体運動には心身への様々な好影響があることを述べた。それでは，われわれは健康増進を成し遂げるという目的のためだけに身体運動を行っているのであろうか。意図的な運動にはエネルギー消費の増大が伴い，単位時間当たりの消費エネルギー（パワー）あるいは消費した総エネルギーが大きくなると，「疲れ」や「きつさ」を感じる。健康増進のためだけに身体運動を行うのであれば，それは，あたかも病気を治すために苦い薬を我慢して飲むかのようである。しかしながら，身体運動には本来，「楽しさ」も内在している。表6-4[24]は笹川スポーツ財団による12〜21歳のスポーツライフに関する調査の結果の一部である。この調査では，中学校・高校・大学・短大・高専・専門学校・勤労者（フルタイム）の1,602名（男子836名，女子766名）を対象とし，運動・スポーツへの好嫌度やイメージと運動・スポーツ実施状況との関係およびその背景について分析している。表6-4は運動・スポーツのイメージについてたずね，19の選択肢の中からより強く感じているイメージを3つまで選択する方式で回答してもらった結果を集計したものである。運動・スポーツ好き群は，運動・スポーツが「好き」もしくは「どちらかというと好き」と答えた群，運動・スポーツ嫌い群は，運動・スポーツが「嫌い」もしくは「どちらかというと嫌い」と答えた群である。これをみると，運動・スポーツ好き群では，男女とも「からだを動かすので気持ちがいい」「楽しい」というイメージをもっている人が多いことがわかる。一方，運動・スポーツ嫌い群では，男女とも「疲れる」「うまくできない・苦手」というイメージをもっている人が多い。しかしながら，運動・スポーツ嫌い群でも「楽しい」というイメージをもっている人も少なからずいることがわかる。逆に運動・スポーツ好き群にも「疲れる」というイメージをもっている人もいる。「疲れる」というイメージをもっていながらも運動が好きな人は，それ以上に「楽しい」と感じているのであろう。一方，運動・スポーツが嫌いな人は「疲れる」が「楽しい」を凌いでいるのであろう。あるいは「うまくできない・苦手」なことを人にみられたり，成績として評価されたりすることで嫌いになったのではないだろうか。これらは後天的な理由であり，本来，身体運動自体は「楽しい」ものである。「疲れる」とのバランスがとれているうちはたとえ苦手であったとしても「楽しい」のである。

　森丘（2022）は，身体運動・スポーツの「楽しさ」に関して，以下のように述べている。

表6-4　運動・スポーツに対するイメージ[(24)]

運動・スポーツ好き群						運動・スポーツ嫌い群					
男子			女子			男子			女子		
順位		人	順位		人	順位		人	順位		人
1	からだを動かすので気持ちがいい	461	1	楽しい	351	1	疲れる	62	1	疲れる	118
2	楽しい	427	2	からだを動かすので気持ちがいい	316	2	うまくできない・苦手	40	2	うまくできない・苦手	117
3	一緒にできる友だちがいる	206	3	一緒にできる友だちがいる	149	3	やる気が出ない	33	3	やる気が出ない	63
4	勝ち負けが決まるのがおもしろい	182	4	疲れる	100	4	からだを動かすので気持ちがいい	29	4	楽しい	49
5	上手にできる・得意	172	5	あきらめずに練習すればできる	96		楽しい	29	5	からだを動かすので気持ちがいい	49
6	あきらめずに練習すればできる	108	6	勝ち負けが決まるのがおもしろい	92	6	汗をかくのが気持ち悪い	23	6	できないと恥ずかしい	27
7	疲れる	104	7	上手にできる・得意	74	7	一緒にできる友だちがいる	15	7	汗をかくのが気持ち悪い	26
8	友だちが応援してくれる	40	8	うまくできない・苦手	58	8	失敗することが多い	13	8	一緒にできる友だちがいる	21
9	うまくできない・苦手	35	9	友だちが応援してくれる	44	9	勝ち負けが決まるのがおもしろい	8	8	失敗することが多い	21
	先生やコーチに褒められる	35	10	やる気が出ない	30		タイムを計るのが嫌だ	8	10	勝ち負けが決まるのがおもしろい	19

『日本語で「たのしさ・たのしみ」は「楽」という漢字で表現されますが，英語では「fun」と「enjoyment」で使い分けられています。「fun」は「面白さ，楽しみ，ふざけ」などを含意しており，それをすること自体が「楽しい」という遊びの一形態としてのスポーツの価値を表しているように思われます。一方，「enjoyment」は，「有意義な時間を満喫すること，喜びを与えてくれるもの」などを意味しており，努力や工夫の成果を競い合うことの「楽しさ」という競争・競技としてのスポーツの価値を表しているように思われます[(25)]。』

　身体運動・スポーツの「楽しさ」には「fun」，「enjoyment」に加えて，「interest」の側面もある。「interest」は「興味をおこさせるもの，興味をそそる力」などの意味があり，学問や芸術と同様に自分自身の運動スキルの向上に熱中することの「楽しさ」を表している。上述のように，身体運動は心身の健康に好影響を与えるが，これは付加的な価値であり，もともと身体運動自体に「楽しさ」という価値がある。6.3.2節では身体運動を「義務」と捉えるか，「権利」と捉えるか，

と問うたが，それ以前に「楽しさ」であるということを忘れてはならない。運動スキルの高低にかかわらず，身体運動の「楽しさ（fun，enjoyment，interest）」を満喫し，自身のウェルネスを達成してもらいたい。

〔引用文献〕

(1) IPLA 2017 https://www.physical-literacy.org.uk/
(2) 日本陸上競技連盟 競技者育成指針・競技者育成指針普及用リーフレット 2018 http://www.jaaf.or.jp/development/model/
(3) Leonard CT（著）松村道一，森谷敏夫，小田伸午（訳）「ヒトの動きの神経科学」 市村出版，2002
(4) 樋口貴広「運動支援の心理学 知覚認知を活かす」 三輪書店，2013
(5) Kim KH, Relkin NR, Lee KM, Hirsch J, Distinct cortical areas associated with native and second languages, Nature 388（6638）：171-174, 1997
(6) 森岡周 「リハビリテーションのための脳・神経科学入門」 協同医書出版社，2005
(7) 乾敏郎 「日経サイエンス 2001年1月号」，2001
(8) 金子公宥 「改訂 スポーツ・バイオメカニクス入門」，杏林書院，1994
(9) 備酒伸彦，藤林英樹，吉成俊二，神沢信行，大藪弘子，成瀬進，桝田康彦，沖山努，在宅障害高齢者の日常生活活動作・日常生活関連動作に関する価値序列，理学療法学 20（6）：376-382, 1993
(10) Abbott RD, White LR, Ross GW, Masaki KH, Curb JD, Petrovitch H, Walking and dementia in physically capable elderly men, JAMA 292（12）:1447-53, 2004
(11) Dodge HH, Mattek NC, Austin D, Hayes TL, Kaye JA, In-home walking speeds and variability trajectories associated with mild cognitive impairment, Neurology 78（24）：1946-52, 2012
(12) 阿江通良，横井孝志，宮下憲，大木昭一郎，渋川侃二，橋原孝博，疾走中の地面反力の変化－疾走速度の増大による影響，日本体育学会大会号35:381-, 1984
(13) 阿江通良，宮下憲，横井孝志，大木昭一郎，渋川侃二，機械的パワーからみた疾走における下肢筋群の機能および貢献度，筑波大学体育科学系紀要9: 229-239, 1986
(14) 深代千之「跳ぶ科学」，大修館書店，1990
(15) Cavagna GA, Citterio G, Effect of stretching on the elastic characteristics and the contractile component of frog striated muscle, J Physiol. 239（1）：1-14, 1974
(16) 島田一志，野球のピッチング動作における力学的エネルギーの流れ，筑波大学，博士論文，2004
(17) 琉球大学ウェルネス研究分野 「ウェルネスとはなにか」 https://health-tourism.skr.u-ryukyu.ac.jp/wellness
(18) 厚生労働省 健康増進法 2002 https://www.mhlw.go.jp/web/t_doc?dataId=78aa3837&dataType=0&pageNo=1
(19) スポーツ庁 スポーツ基本法 2011 https://www.mext.go.jp/sports/b_menu/sports/mcatetop01/list/detail/1372293.htm
(20) 日本オリンピック委員会 オリンピック憲章 2020 https://www.joc.or.jp/olympism/charter/pdf/olympiccharter2020.pdf
(21) 日本運動疫学会，国立研究開発法人医薬基盤・健康・栄養研究所，東京医科大学 要約版 WHO 身体活動・座位行動ガイドライン（日本語版）2021 http://jaee.umin.jp/doc/WHO2020JPN.pdf
(22) 山本大誠，身体運動によるストレスへの対策，バイオメカニズム学会誌 35（1）：15-20, 2011
(23) 厚生労働省 健康づくりのための身体活動基準2013 https://www.mhlw.go.jp/content/000306883.pdf
(24) 笹川スポーツ財団「12～21歳のスポーツライフに関する調査」 2019 （澤井和彦 「運動・スポーツの好嫌度とイメージ」 より）https://www.ssf.or.jp/thinktank/sports_life/topic_pdf/sld_chid2019_topic_C.pdf
(25) 森丘保典，競技者育成の基本的な考え方，日本陸上競技連盟（編）「陸上競技コーチングブック」 大修館書店，pp.35-45, 2022

〔参考文献〕

Imamizu H, Miyauchi S, Tamada T, Sasaki Y, Takino R, Pütz B, Yoshioka T, Kawato M, Human cerebellar activity reflecting an acquired internal model of a new tool, Nature 403（6766）：192-195, 2000
Gaser C, Schlaug G, Brain structures differ between musicians and non-musicians, J Neurosci. 23: 9240-9245, 2003
Nielsen JB, Cohen LG, The Olympic brain. Does corticospinal plasticity play a role in acquisition of skills required for high-performance sports?, J Physiol. 586: 65-70, 2008
Steele CJ, Penhune VB., Specific increases within global decreases: a functional magnetic resonance imaging investigation of five days of motor sequence learning, J Neurosci. 30（24）：8332-8341, 2010
大築立志 「「たくみ」の科学」 朝倉書店，1989
カンデル，エリック他（著）金澤一郎，宮下保司（日本語版監修）「カンデル神経科学」 メディカル・サイエンス・インターナショナル，2014
松村道一，小田伸午，石原明彦（編）「脳百話 動きの仕組みを解き明かす」 市村出版，2003

COLUMN　メンタルトレーニング

　スポーツの世界でトレーニングと聞くと，筋力トレーニングや長距離を走るといった場面を想像する人も多いだろう。確かに，身体を極限まで鍛えることで，最高のパフォーマンスを生み出すことができるのかもしれない。しかし，試合の場面では大きなプレッシャーものしかかってくる。そこで，プレッシャーに打ち勝ち，自身の持つ普段通りのパフォーマンスを最大限に引き出すためのトレーニングとして「メンタルトレーニング」がある。個人によって効果は異なるだろうが，メンタルトレーニングを行うことにより，目標設定，イメージ，リラクゼーション，集中力，プラス思考などのメンタル・スキルを鍛えることができるとされている。

　2015年のラグビー・ワールドカップにおける日本代表の大躍進の立役者の1人，五郎丸歩選手がキック動作時に行うルーティーンもメンタルトレーニングの1つである。このルーティーンは，日米で活躍したイチロー選手も行っていたが，トップアスリートだけでなく我々も知らず知らずのうちにこのルーティーンは行っているかもしれない。近年では，メンタルトレーニングはスポーツの場面だけでなく，ビジネスなどの世界でも応用されている。「心技体」という言葉が表すように，何事にも最高のパフォーマンスを発揮するためには，身体だけでなく，心も伴っていないといけないということだろう。メンタル"トレーニング"というと，少し構えてしまう人がいるかもしれないが，必要な人は，毎日のルーティーンから新しくしてみてはどうだろうか？

第 **7** 章　エイジングと健康

今，この本を手に取ってくれている人の多くは若年者であろうが，なかには中高年者の方もいるだろう。いずれにしても，地球の自転を基準に決められた時間そのものは，世代を問わず平等である（時間の流れの感じ方は同じではないだろうが……）。そして，どんな人であれ年を取ることは，幸か不幸か避けられない。かつて秦の始皇帝など，時の権力者が不老不死を求めたことは広く知られている。現代の技術革新により，人類はサイエンス・フィクションで描かれていた不老不死を達成する技術に近づきつつあるが，その完成までの道のりはまだ遠いかもしれない。その一方で近年，「人生100年時代」という言葉を頻繁に聞くようになった。これは，われわれの寿命が長くなることを予期しているとともに，社会の様々な構造の転換が必要となることを示唆している。この章では，エイジングにより生体で起こる変化とその要因についてまとめるとともに，身体活動がエイジングにもたらす効果について紹介したい。

7.1　エイジングと健康

7.1.1　エイジングと健康科学研究

エイジングの日本語訳をみると，「加齢」や「老化」というのが一般的である。加齢とは年をとるにつれて生体で起こる様々な変化を指し，生まれてからの時間経過を示している。それに対して老化とは，加齢にともない身体の様々な機能が衰えていくことを指し，同じ「エイジング」という語に対する訳としては，老化の方がかなりネガティブな印象を与える言葉である。そして，加齢は年齢に関係なく1年に1歳ずつ進むが，老化の進み方は人それぞれである。つまり，老化については個人差が非常に大きいと言える。さらに，同じ人であっても全ての機能，器官・臓器で同時に進むわけではない。このことが，老化を反映する「エイジング」と健康を理解するうえで重要な点であると言えるだろう。この章では以下，とくに断りがない限り，エイジング＝老化として話をしたい。

本章のテーマは，エイジングが健康にもたらす影響である。健康とは，WHO（世界保健機関）の憲章では「完全な肉体的，精神的及び社会的福祉の状態であり，単に疾病又は病弱の存在しないことではない」と定義されている（第1章を参照）。つまり健康とは，単に病気ではないということ

だけではなく，精神的や社会的な状態をも含んでいると言える。では，この「健康であること」はどのように示されるのか？ そこで重要となるのはエビデンス（科学的根拠）である。

　健康科学に関するエビデンスを出す方法は多岐にわたり，疫学研究と呼ばれる研究や，生理学・生物学研究などが行われている。疫学研究は，疾病の罹患など健康に関する事柄の頻度や分布を調査し，その要因を明らかにする科学研究のことであり，ランダム化比較試験などの介入研究や，コホート研究，横断研究などがある。そして，同じ研究テーマの複数の論文を集めて統計学的手法を使って統合し，解析する手法であるメタアナリシスやシステマティックレビューが，最もエビデンスレベルが高いとされている。これらの研究では多くの実験参加者のデータを扱うため，交絡因子（原因と考えている要因以外に結果に影響を与える恐れのある因子）や，バイアス（観察する集団が特定の特性や傾向を持った集団であるときに起こる偏り）などの調整も必要になる。一方，生理学・生物学的研究では，メカニズムを解明する（例えば「人はどのような仕組みで老化するのか？」を明らかにする）ために行われることが多い。生理学・生物学的研究では，動物モデルや培養細胞を用いた研究が行われており，多くの方が名前を聞いたことがあるであろう iPS 細胞（induced pluripotent stem cell）も，再生医療や病因の究明，薬の開発などに活用されている。

　「エイジング」と「健康」が切っても切れない関係にあることは明白であり，それについて考えることは今後の社会にとって極めて重要な課題の1つであると言える。これまで多くの研究によって「健康」に関する多くのエビデンスが得られてきたが，時には捏造や論文の撤回などの社会的な事件に発展したものもある。また，現在正しいと考えられていることが10年後にはその評価が変わってしまう可能性もあることは，十分に留意しておく必要がある。

7.1.2 平均寿命と健康寿命

　エイジングと健康を考えるうえで，寿命は重要な指標の1つである。日本は世界の長寿国の1つである。その理由として，第二次大戦後，食糧事情，医療，衛生環境，生活環境などが改善した結果，戦争だけでなく，感染症，病気，事故などで亡くなる方も著しく低下したことがあげられ，その結果として，生物学的限界近くまで生きることができるようになったのかもしれない。平均寿命に加えて，近年では「健康上の問題で日常生活が制限されることなく生活できる期間」である「健康寿命」という言葉が広く使われている。2021年の厚生労働省の簡易生命表によると，日本人の平均寿命は男性81.47歳，女性87.57歳である。健康寿命は2019年のデータでは男性72.68歳，女性では75.38歳であり，男性で約9年，女性で約12年の差がある。健康寿命は，心身ともに自立し健康的に生活できる期間であることから，平均寿命との差を縮小することが大きな課題とされている。これまで120歳を超えてから亡くなったと記録されている人は世界で1人しかいなかったが（122歳），最近ではその記録に疑問が投げかけられ，この世界最高齢記録は幻となっている。現在の最高記録は119歳である。いずれにしても，これら100歳をはるかに超える長寿者の結果から，人の寿命の限界は120歳くらいではないかと考えられている。

本章ではヒトのエイジングと健康を主なテーマとしているが，動物の寿命も，ヒトのエイジングを考えるうえで貴重なデータとなることが多い。例えば，心拍数が高い動物ほど寿命が短く，一生の心拍数は生物間で大きくは変わらない[1]ことは興味深い。また，マウスの寿命は系統により異なるが2〜3年が一般的であるのに対して，ほぼ同じ大きさのハダカデバネズミの寿命は約30年と驚くほど長く，ハダカデバネズミの老化やがんへの耐性に関する研究も進められている。さらに，不老不死として知られるベニクラゲは，ヒトにとっても若返りのヒントを提供してくれるかもしれない。エイジングと寿命との関係からみると，エイジング≠寿命であるが，寿命や多くの病気はエイジングと深い関係がある。以下の章でも，エイジングと併せて寿命の話もたびたび加えることで，より理解が深まることを期待したい。

7.1.3 個体老化と細胞老化

最初に，老化としてのエイジングの定義について紹介したい。老化の定義はいくつかあるが，例えば「年齢が増すにつれて，あるいはライフサイクルの経過とともに死にやすくなること」，「生命体の機能が加齢に伴って低下し，やがて死に向かう確率的なプロセス」，などがある。とくに，確率的なプロセスという言葉はエイジングの個人差と生活習慣によって老化の程度が変わるということを非常に上手く表現しているように思う。

それでは，人はなぜ加齢に伴い老化するのか？ この問いに対する答えは，生理学・生物学的な回答に留まらず，哲学的なものになることもあるだろうし，種の保存に有効だったからと考えるのも理にかなっている。人のエイジングを考える際には，人を対象とした研究を行うのが最もストレートなやり方であろう。しかし人の寿命は非常に長いので，人を対象とした研究の場合，老化に時間がかかるというのが問題になる。そこでエイジングに関する研究では，酵母，線虫，ハエ，げっ歯類などを用いる研究が多い。これらの研究は，単に寿命が短いという利点があるだけでなく，エイジングのメカニズムの解明につながる非常に多くの知見を提供している。そこで，これまでの多くの研究からわかってきたことを紹介していきたい。

これまでエイジング（老化）には，個体老化と細胞老化の2種類があるとされてきた。個体老化とは，外見の老化，筋肉の萎縮，内臓機能の低下，病気へのかかりやすさなどを指し，いわゆる「見た目」もこちらに含まれる。一方，細胞老化とは，細胞には分裂回数に限界があるため，有限回数の複製後に増殖を止めて永続的な細胞周期の停止状態に入る現象のことを指す。個体老化の研究は実験動物を用いた研究が多く，細胞老化の研究は培養細胞を用いた研究が一般的であった。しかし研究が進むにつれて，個体老化と細胞老化に多くの共通点があることがわかってきた。つまり老化とは，細胞レベルでの変化から，人を含めた「個としての生体」まで，全てが密接に関わるものであると考えることができるだろう。

先ほど，細胞には分裂回数に限界があると述べたが，それでは細胞分裂の回数はどのように決まっているのだろうか？ これを決めているのは，染色体の両末端にあるテロメアという構造であ

る。細胞分裂のたびに DNA は複製されるが，テロメアの部分は完全には複製されずに，少しずつ短くなっていく。つまりテロメアとは細胞老化の時限装置として働き，細胞分裂を繰り返すと短くなることから，「命の回数券」とも呼ばれる。実際，人より寿命が長いゾウガメでは，細胞分裂の回数もヒトより多い。このテロメアの長さは加齢とともに短縮することが知られている[2]。また，食事，運動，ストレス管理，社会的サポートなどの生活介入の影響も受ける[3]。細胞レベルでみられるテロメアの長さが，加齢や生活習慣の影響を受けることは，細胞老化と個体老化との関係性を示している一例と言える。

細胞分裂のたびにテロメアが短くなる一方で，テロメラーゼと呼ばれる，テロメアを伸ばす働きを持つ酵素がある。テロメラーゼは正常な細胞ではほとんど発現していないが，多くのがん細胞では活性化している。したがって，テロメア構造があることで異常な増殖性を持った細胞ががん化するのを防いでいるとも言える。余談になるが，私たちの身体では健康な人でも細胞分裂の際のコピーミスのために毎日がん細胞が生まれているが，免疫細胞が働くことでこれらのがん細胞が排除されていると言われている。しかし，免疫力が低下するとがん細胞は生き残り，時には正常細胞のふりをしながら免疫細胞からの攻撃をたくみに避けて増殖していくことになる。

それでは，老化した細胞は生体にどのような影響を与えるのだろうか？ 細胞は，分裂を停止して新しい細胞に変わるときは，アポトーシス（プログラム細胞死）を起こすか，あるいは免疫細胞によって除去されるのが一般的である。しかし中には，そのまま生体内に残る細胞もある。これが老化細胞である。そして体内に残った老化細胞は，残念ながらそのまま何もせずに体内にいるわけではない。蓄積された老化細胞が炎症性タンパク質を分泌することで，生体内の組織に炎症や発がんを促進することがわかってきた。この現象は細胞老化随伴分泌現象（SASP：Senescence Associated Secretory Phenotype）と呼ばれており，老化に伴う様々な疾患に関与すると考えられる。近年，この老化細胞の除去に関する研究が進んでおり，老化細胞除去（Senolysis）という専門用語もある。そして，老化細胞除去を試みる治療が注目を集め，例えばグルタミナーゼ1（GLS1）阻害剤の投与により，老化マウスにおいて老化細胞の除去だけでなく様々な臓器での機能改善，筋萎縮の進行抑制などがみられることが明らかになった[4]。老化細胞をターゲットとしたこのような研究は，エイジングに関する疾患の予防や，進行を抑えるための創薬などの基盤となることが期待される。

7.1.4 酸化ストレス

次に，エイジングに大きな影響を与えるものとして，酸化ストレスについて話をしたい。酸化ストレスとは，酸化反応がもたらす生体にとっての有害な作用のことであり，生体内の酸化力と抗酸化力とのバランスとして定義されている。生体内では主に活性酸素種（酸素分子に由来する反応性に富む分子群の総称）が引き起こすものである（以下，活性酸素とする）。

それでは，この活性酸素は，生体内のどこでどのように生成されるのだろうか？ 活性酸素は，

細胞のエネルギー工場であるミトコンドリアで生成される。つまり，人が生きていくためのエネルギー生成に伴って生まれるものであると言える。ミトコンドリアでは電子伝達系と呼ばれる経路で，酸素の介在下でエネルギー（アデノシン3リン酸：ATP）が生成される。そのとき，電気エネルギーを化学エネルギーに変換する際に電子に漏れが生じ，その電子が酸素と反応して，活性酸素が生じる。そして前述したように，この活性酸素が酸化ストレスを引き起こすのである。しかし，われわれの生体内にはこの活性酸素を除去する抗酸化物質がある。それがSOD（スーパーオキシドジスムターゼ），グルタチオンペルオキシターゼ，カタラーゼなどであり，それらの総称がスカベンジャーと呼ばれている。しかし，残念ながらスカベンジャーは加齢とともに低下することが知られている。これは，加齢とともに抗酸化力が低下し，酸化ストレスの影響を受けやすくなることを意味している。ハエを100%の酸素に暴露すると，その時間が長くなればなるほど寿命が短くなることが知られており，これは高酸素環境下で増加した酸化ストレスが寿命を短縮させたと考えられている。ラットとハトでは，同じくらいの体重でもラットの寿命が4年であるのに対して，ハトでは35年と大きく異なる。その一因として，鳥類では，ミトコンドリア内で酸素が活性酸素に変換される割合が非常に少ないことがあげられている。また，人の寿命がチンパンジーの約2倍であることは，SOD活性が約2倍であることと関係がありそうだ。酸化ストレスは，エイジングのみならず寿命にも影響を与えるだろう。ただここで注意しておきたいことは，活性酸素は生体にとって有害な働きをするだけではなく，ある程度は必要なものであるということである。とくに細胞でのシグナル伝達や免疫機能としての働きもあることから，そのバランスが大切で，過剰になりすぎないことが重要と考えられる。毎日の生活習慣は，酸化ストレスの影響をどれだけ受けるかに密接に関係しており，とくに喫煙は酸化ストレスを増大させるので注意が必要である。

7.1.5 エイジングと食事

　人は何かを食べなければ生きていけない。われわれは毎日の食事から身体を作り，エネルギーを生成する源を得ている。それでは，日々の食事は老化の要因になるのだろうか？　毎日好きなものを好きなだけ食べていたら何となく身体に悪そうだということは，多くの方が感じることであろう。現代に生きるわれわれは，狩猟をしていた頃や，天候により農作物の収穫量が大きく左右されていた頃と比べると，いつでも食べ物にありつくことができるだろう。しかし，いつでも食べ物を得られるという時期は，人類の歴史からみると，ごくごく最近のことである。したがってヒトの身体は，そもそもエネルギーを蓄えやすいようにできている（あるいは，蓄えることができる人しか生き残れなかった？）のかもしれない。

　加齢とともに低下するものの1つに，基礎代謝があげられる。基礎代謝とは，生命活動を維持するために必要最低限のエネルギーのことである。加齢により基礎代謝は低下するが，これはとくに骨格筋の筋量の減少が大きな要因である。つまり加齢とともに，何もしていなくても消費されるエネルギー量が低下することになる。そのため，若い頃と同じだけの食事を摂取しても（エネルギー

摂取)，摂取するカロリーが消費するカロリーよりも大きい状態になる。そしてその状態が続けば，徐々に体内に脂肪が蓄積されることになる。生体内に蓄積される脂肪は，皮下脂肪と内臓脂肪の2種類ある。脂肪はエネルギー源となるだけでなく，ホルモンや細胞膜などの構成成分，内臓の保護などの役割がある。生体内の脂肪のうち，内臓脂肪からは炎症性サイトカイン，血圧を上昇させるアンギオテンシノーゲン，遊離脂肪酸など，様々な生理活性物質が分泌されることが知られている。これらの生理活性物質は，ある程度は生体内で必要なものであるが，過剰に分泌されると，様々な疾患の要因になると考えられている。したがって内臓脂肪が過剰に増えることは，生体内に悪影響であると言える。毎日自由に食べすぎた結果（あるいは昔と同じ食事量にもかかわらず），内臓脂肪が増えてきたときは気をつけないといけないのかもしれない。これは，毎日の生活の中で何をどのくらい食べるかがエイジングに影響を与えることを示唆している。

　それでは，摂取するカロリーを制限することは有効なのだろうか？　これまでに，カロリー制限がげっ歯類や霊長類の寿命を延ばすという研究成果が発表されてきた。しかし，霊長類のカロリー制限が寿命に与える効果は，食事の摂取のしかたやえさの成分，カロリー制限を開始する年齢などによって異なることが示唆されており[5]，カロリー制限と寿命に関する研究はいまだ議論が続いている。では，人でもカロリー制限は有効なのだろうか？　平均年齢約40歳の実験参加者を対象に，2年間にわたり15%のカロリー制限を行った研究では，体重の減少，安静時の代謝低下，活性酸素種のバイオマーカーの低下がみられた[6]。この結果は，カロリー制限が安静時のエネルギー効率を高め，酸化ストレスによるダメージを減らすという考えを支持するものである。しかし現時点で，カロリー制限と人の寿命に関する明確な知見は得られていないようである。日本人を対象としたコホート研究（>35万人）では，男性において体重（kg）を身長（m）の二乗で割った値であるBMI（Body Mass Index）25〜26.9（一般に小太りくらい）が長生きであるという結果であった[7]。また，男女を問わずBMIが低すぎても（<19），高すぎても（30>）死亡リスクが上がることが示されている。これらの解釈はやや難しいかもしれないが，ある程度の年齢までは標準体重近くを維持し，それ以降はある程度は体重があった方がいいのかもしれない。

　次に，食事の質について考えてみたい。最初に，タンパク質と糖が温められるとどうなるか，考えてみてほしい。たこ焼きやパンケーキを想像するとわかりやすいかもしれないが，タンパク質と糖は温められると茶色をした美味しそうな色に変わる。この反応を糖化反応といい，糖とアミノ化合物の化学反応として報告した研究者の名前を取って，メイラード反応と呼ばれている。このメイラード反応は，食べ物の美味しさのもとの1つであるが，このメイラード反応は進むと，最終的には終末糖化産物（AGE：Advanced Glycation End Products）と呼ばれるものが生成される。それではこのAGEは老化と関係があるのだろうか？　AGEは，経口投与すると血管のしなやかさを示す内皮機能を低下させること[8]，AGE受容体を介して酸化ストレスを生体内に生じさせることが知られている。げっ歯類を用いた研究から，AGE摂取はカロリー制限による寿命延伸の効果を打ち消すことが示されている[9]。人を対象とした研究でも，65歳以上の高齢者1,000名以上を6年

間追跡した研究では，AGE が高いと生存率が低いという結果であった。そして，この AGE は生体内で起こる様々な疾患や機能低下と関係があることが示唆されている。以上のことから，この AGE は主要な老化の要因の1つであると考えられている。

　人の身体を構成している筋肉，皮膚，血管，爪，髪など，あるいは酵素や唾液などは，タンパク質である。生体内ではこれらのタンパク質とエネルギー源である糖（グルコース）とが体温でゆっくりと温められた結果，やはり AGE が生成される。さらに AGE は食べ物に含まれており，メイラード反応を起こしているものや，高温で加熱したものに多い（これらの食べ物に美味しいものが多いのは非常に残念なことである）。先ほど出てきた酸化ストレスによる酸化は身体の「さび」，AGE の蓄積による糖化は「こげ」とよくたとえられる。そして，酸化と糖化は互いに協調しながら人の身体を老化させてしまう。このように，食事の質もエイジングに大いに関係すると考えられる。

　近年では，細胞内の恒常性を保つ役割を果たすオートファジーが飢餓状態に働き，オートファジーに細胞を若返らせる機能があることから，エイジングとの関係が注目されている。1日の中で空腹の時間を作るだけでも，オートファジーの活性化につながるとも言われている。しかしながら，加齢だけでなく，高脂肪食もオートファジーの働きを低下させる要因であることが示されている。さらに，エイジングだけでなく食事の影響が大きい腸内細菌も，人の脳や行動に影響を与えることがわかってきている。食事とエイジング，あるいは寿命との関係は個人差も大きく，話は単純ではなさそうである。引き続き研究が必要な分野であると言えるだろう。

7.2 エイジングと身体の機能低下

7.2.1 エイジングとフレイル

　エイジングにより身体の様々な機能に低下がみられるが，健康な状態から要支援・要介護の状態（表7-1）まで急激に低下するわけではなく，その中間の状態がある。その健康な状態と要支援・要介護状態との間の状態のことは「フレイル」と呼ばれている（図7-1）。フレイルとは，日本老年医学会が2014年に提唱した概念であり，虚弱を示す frailty の日本語訳でもある。筋力の低下などの身体的フレイル，認知機能の低下やうつ病などから起こる精神・心理的フレイル，独居や経済的困窮などを背景にした社会的フレイルからなり，複合的に決まるものと考えられている。

　エイジングによる筋力低下や筋量減少が原因となり，エネルギー消費量が低下したとすると，食欲やエネルギー摂取量が低下し，栄養状態が悪くなる。その結果，筋力低下と筋量の減少がさらに進行する……。このような悪循環は，「フレイル・サイクル」と呼ばれており，フレイルを進行させて要支援・要介護状態に陥る要因である（図7-2）[11]。これは，何らかの疾患が原因で要支援・要介護状態になる場合とはプロセスが異なる。図7-2からもわかるように，フレイル・サイクルはどこからでも起こりうることに注意しておきたい。

表7-1 要介護・要支援の定義[(10)]

要介護	身体上又は精神上の障害があるために，入浴，排せつ，食事等の日常生活における基本的な動作の全部又は一部について，厚生労働省令で定める期間にわたり継続して，常時介護を要すると見込まれる状態であって，その介護の必要の程度に応じて厚生労働省令で定める区分（要介護状態区分）のいずれかに該当するもの（要支援状態に該当するものを除く。）をいう。 ※厚生労働省令で定める期間：原則6ヵ月
要支援	身体上若しくは精神上の障害があるために入浴，排せつ，食事等の日常生活における基本的な動作の全部若しくは一部について厚生労働省令で定める期間にわたり継続して常時介護を要する状態の軽減若しくは悪化の防止に特に資する支援を要すると見込まれ，又は身体上若しくは精神上の障害があるために厚生労働省令で定める期間にわたり継続して日常生活を営むのに支障があると見込まれる状態であって，支援の必要の程度に応じて厚生労働省令で定める区分（要支援状態区分）のいずれかに該当するものをいう。 ※厚生労働省令で定める期間：原則6ヵ月

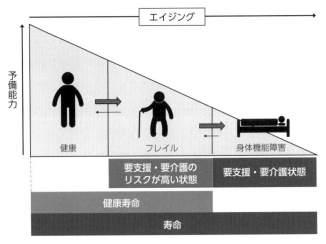

図7-1 フレイルの概念

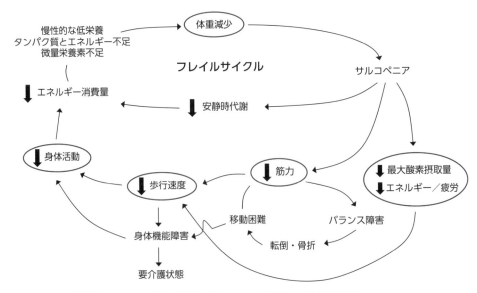

図7-2 フレイルサイクル（Xue et al. 2008[(11)] をもとに作図）

　国立長寿医療研究センターが定めた日本語版フレイル基準（J-CHS基準，表7-2）では，1）体重減少，2）筋力低下，3）疲労感，4）歩行速度低下，5）低い身体活動の5項目のうち，3つ以上に当てはまる場合はフレイルと分類される。1つまたは2つの場合はフレイル前段階と分類される。図7-3にフレイルの有病率に影響を与える医療介入，生活様式要因，社会的要因をまとめた[13]。多岐にわたる要因からなるフレイルを予防するためには，幅広い観点からアプローチする必要があると言えるだろう。

表7-2　2020年改訂版日本語版フレイル基準（J-CHS基準）

項目	評価基準	回答	
体重減少	6か月間で2Kg以上の意図しない体重減少がありましたか？	はい	いいえ
筋力低下	握力：男性＜28Kg 女性＜18Kg	はい	いいえ
疲労感	ここ2週間で理由なく疲れを感じましたか？	はい	いいえ
歩行速度低下	歩行速度　＜1.0m／秒	はい	いいえ
低い身体活動	①健康のために適度な強度の身体活動やスポーツに参加していますか？②健康のために低強度の身体活動を行っていますか？	どちらもいいえ	その他

(Satake & Arai 2020[12]をもとに作成)

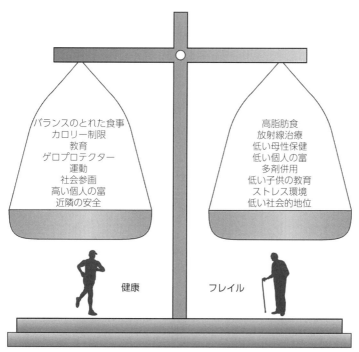

図7-3　フレイルの有病率に影響を与える医療介入，生活様式要因，社会的要因 [13]

7.2.2 エイジングと機能低下

　エイジングによりみられる機能低下は全身で一様に起こるわけではなく，個人差も大きい。ここでは，エイジングが骨格筋，脳，血管の機能に与える影響について紹介したい。サルコペニアとは筋肉量の減少を意味する言葉であるが，筋力や運動機能の低下も含む概念である。また，運動器の障害により移動機能が低下した状態は，ロコモティブシンドローム（ロコモ）と定義されている。フレイル，サルコペニア，ロコモはよく似た概念ではあるが，包括的な脆弱化を示すフレイルの中でも，サルコペニアは筋の脆弱化，ロコモは運動器の脆弱化と分けられる。では，エイジングによるサルコペニアの要因は何であろうか？　筋タンパク質は分解と合成を繰り返しており，エイジングによる筋タンパク質の合成応答の低下，感受性の低下，あるいは合成刺激の低下などが，サルコペニアの要因と考えられている[14]。エイジングによる筋萎縮は，速筋線維において，遅筋線維と比較して顕著にみられ[15]，骨格筋の中でも上肢や体幹の筋群と比較して下肢の筋群での萎縮が早いと言われている。下肢の筋群が低下しやすいことは，サルコペニアが歩行などの運動機能の低下につながりやすいことと関連があるだろう。

　脳機能もエイジングに伴って大きく変化する機能である。なかでも認知機能は自立した生活を送るために重要であるだけでなく，認知症と関係があることから，高齢者を中心に関心が高い。厚生労働省によると認知症とは，脳の病気や障害など様々な要因によって，認知機能が低下し，日常生活全般に支障が出てくる状態のことを言う。認知症にはいくつかの種類があり，アルツハイマー型認知症，血管性認知症，レビー小体型認知症，前頭側頭型認知症などがある。さらに，認知症のように普段の生活に支障をきたすほどではなくても，認知機能が維持されているとも認知症とも言えない状態のことを，軽度認知障害（MCI：Mild Cognitive Impairment）と言う。MCIの方の全てが認知症になるわけではないことから，認知症への移行を遅らせることは重要であろう。ここで覚えておいてほしいことは，認知症にはいくつもの前段階があり，徐々に進行していくということである。認知症のなかでも研究が進んでいるアルツハイマー型認知症を例にあげると，認知機能が維持されている状態からMCI，認知症に至るまで，脳内で異常たんぱく質の蓄積が徐々にみられている（図7-4）[16]。認知症への過程が徐々に進んでいくことは，認知症がエイジングの影響を受けること，そして年齢が高くなればなるほど発症率も高くなるということと関係しているだろう。エイジングは脳の構造にも影響を与え，神経細胞が集まっている灰白質の容積低下や，脳の虚血性変化である白質病変などの構造的変化が知られている[17]。さらに，安静時の脳血流量も，エイジングにより低下する[18]。

　一般に，認知機能はエイジングにより低下すると考えられている。しかし認知機能には多くの領域があり，エイジングによる変化も一様ではなく，全ての機能で低下がみられるわけではなさそうだ。認知機能のなかでも，計算力，暗記力，思考力，集中力，直観力などを反映する流動性知能は若年でピークを迎えるが，洞察力，理解力，批判力，想像力などを反映する結晶性知能は，加齢と

ともに成熟すると考えられている（図7-5）[19]。確かに，仕事などでも長年の経験を積んだ "知恵袋" の意見が参考になることもあるだろう。このように経験がものをいう機能もあることは，加齢というエイジングのポジティブな側面であると言える。もっとも，ChatGPT のような対話式のAI はそのような考えを変えてしまうのかもしれないが（執筆時2023年2月）。

「人は血管とともに老いる」という言葉がある（ウイリアム・オスラー）。実際，心疾患や脳血管疾患は日本人の死因の上位を占めている。心臓と血管は，生きていくために必要な酸素や栄養素を含んだ血液を全身に供給していることから，心臓血管系もわれわれの健康の維持に重要な役割を果たしている。動脈の血管が硬くなって弾性が失われた状態である動脈硬化は，エイジングの影響が大きい。その危険因子は，肥満，喫煙，高血圧，高脂血症，糖尿病，ストレスなど数多くあり，やはりこれも生活習慣が関わっていることがわかる。動脈硬化は，身体活動が低下し，食生活が豊か

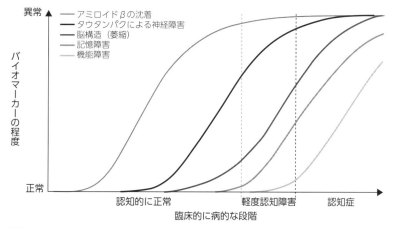

図 7-4 アルツハイマー病の病理的カスケードの動的バイオマーカー[16]

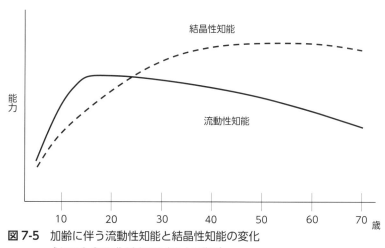

図 7-5 加齢に伴う流動性知能と結晶性知能の変化
(Horn & Cattell 1967[19] をもとに作図)

になった現代のみでみられると思うかもしれないが，意外なことに4,000年以上前に狩猟採集生活をしていた時代の人でも一定の割合で動脈硬化がみられたという報告がある[20]。エネルギー代謝とは異なり，エイジングによる血管機能の低下は，太古の昔からみられたのかもしれない。本当にわれわれの身体は不思議なものであると感じる。

7.3 エイジングと身体活動

7.3.1 身体活動と寿命

これまで，エイジングにより様々な機能が低下することは避けられないことを述べてきた。生活習慣がその低下の度合いを決めるのであれば，その低下を緩やかにすることはできないのだろうか？ そこで，ここでは身体活動に焦点を当てた話をしたい。古代ギリシアのヒポクラテスがすでに「歩くことは人類にとって最良の薬である」と述べていたように，継続できるかどうかはともかく，身体を動かすことが健康に良いということはかなり古くから知られていたようである。アメリカスポーツ医学会においても“Exercise is medicine”という考えが提唱されて久しい。

では身体活動と寿命との間には，どのような関係がみられるのだろうか？ 日常的な身体活動レベルが高い人は体力レベルが高い。そこでまず，体力レベルと寿命との関係について検討した大規模な研究結果を紹介する。この研究では，体力レベルの指標である有酸素能力を測定した日本人男性9,986名を対象に，平均14年間の追跡調査を行い，その後の死亡率について調べた。その結果，体力レベルが最も低い群と比較すると，その他の群では死亡リスクが低い値を示した[21]。これは，体力レベルがその後の死亡リスクに関係していることを示している。さらに，体力レベルが高くなるにつれて，日本人の最も高い死因であるがん（悪性新生物）の死亡率も低下するということが明らかとなった[22]。また，アメリカ人を対象に体力レベルとBMIとの関係を検討した研究によると，BMIが高い人（多くの場合，肥満度が大きい人）でも，運動習慣があり体力レベルが高い人は死亡率が大きく減少することが示された[23]。同様に，身体活動量と死亡の相対危険度について検討した台湾の研究では，身体活動量が高くなればなるほど，死亡の相対危険度が低下することが明らかとなった[24]。これらの結果は，日常的な運動や身体活動の増加による体力レベルの向上が，人の寿命に影響を及ぼすことを示唆している。また，身体活動とは直接的な関係はないかもしれないが，歩行速度が生存率と関係があるという報告もある[25]。歩行動作では生体内の様々なシステムが協調して働く必要があるので，この結果は歩行速度が簡便で利用しやすい生命力の指標となりうることを示唆している。

7.3.2 身体不活動の影響

身体活動のメリットを知るうえで，その反対である身体不活動の影響を知ることは極めて有効な

方法である。身体不活動の例はたくさんあるが，その代表的なものとしてベッドレストがあげられる。そして，実験参加者に一定期間ベッドの上で生活をしてもらう「ベッドレスト研究」と呼ばれる研究が行われている。ベッドレスト研究はもともと宇宙での無重力の影響を再現することを意図して行われたものであるが，身体不活動が人の身体にもたらす影響を評価することも可能である。では，人がベッドレストを続けるとどうなるのだろうか。3週間のベッドレストを続けた研究では，有酸素能力の指標である最大酸素摂取量や心臓の容積に著しい低下がみられることが報告されている（図7-6）[26]。この他にも，骨格筋の萎縮，糖代謝の異常，骨量や骨密度の低下なども起こると言われている。このように身体不活動は非常に恐ろしいものであり，WHOでも死亡の危険因子にあげられている。身体不活動は代謝，心臓血管系，メンタルヘルス，がんなどの様々な疾患と関係があることが示唆されている[27]。さらに，座りすぎも身体不活動の例であり，日本人は世界で一番座りすぎであるということも言われている。100万人以上を対象に亡くなった方の1週間の身体活動量レベルと1日の座位時間を検討した研究によると，身体活動が低く，かつ座位時間が長い群に該当する人ほど，相対的な危険度が高いという結果であった（図7-7）[28]。したがって，「身体不活動 × 座りすぎ」は要注意と言えるだろう。

　皆さんの中には，今では宇宙飛行士が宇宙滞在時に様々なトレーニングを行っていることを知っている人もいるかもしれない。これは，宇宙での無重力下での生活（究極の身体不活動）による身体の様々な機能の低下を防ぐために行っているものである。図7-6で示したベッドレスト研究でも，ベッドレスト後にトレーニングを行うことで，低下した最大酸素摂取量と心臓の容積が回復したことも示されている。実際にベッドレスト中にトレーニングを行うことで，ベッドレストのネガティブな影響を弱めることができるという研究成果も報告されている[29]。身体不活動により生体の様々な機能は確かに低下するが，その低下は回復させることができる。そして，これはベッドレスト研究に限ったことではなく，われわれの日常生活でも同じことが言えると考えられる。

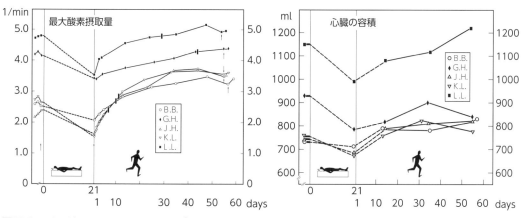

図7-6　ベッドレストとトレーニングによる最大酸素摂取量と心臓の容積の変化[26]

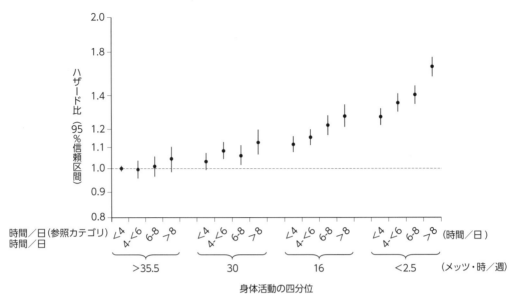

図7-7 座位時間および身体活動の組み合わせと総死亡率に関するメタアナリシス [28]

7.3.3 身体活動を増やすためには

　身体活動が健康に良さそうだということはわかったが，身体活動を増やすためにはどうすればいいだろうか？　毎日トレーニングジムに通って，必死に全力で身体を動かさなければいけないのだろうか？　もちろん，スポーツや様々なアクティビティに参加することで，高い身体活動量を保てる人はそれで十分だろう。しかし，身体活動量全体のうちスポーツなどの運動が占める割合は一部であり，むしろ生活活動の方が大きいことが多い。実際，身体活動量計をつけて測定を行うと，1日の身体活動量のレベルは中強度の活動（歩行，自転車運動など）が多い人ほど高く，低強度の活動（寝た姿勢，座位，立位など）が少ない人ほど低かった（図7-8）[30]。しかし，短時間である高強度の活動（家事，体操，スポーツなど）は，身体活動に大きな影響を与えていなかった。これは，日常生活のなかでの身体活動が，その人の身体活動に大きな影響を与えるという考えを支持するものである。また在宅勤務・オンライン授業が増えたなかで，通勤や通学で意外に歩

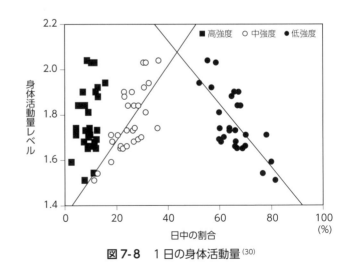

図7-8　1日の身体活動量 [30]

いていたことに気づいた人も多いだろう。身体活動を増やすためには，毎日の日常生活でいかに体を動かすかが大切であると言える。そのうえで，スポーツ活動など様々な身体活動を増やす活動をやりたい方，やれる方は，ぜひとも積極的にやってほしい。

7.3.4 身体活動はどこまで効果的か？

それでは身体活動は，人のエイジングによる機能低下に対して，どこまで有効なのだろうか？ 近年のシステマティックレビューによると，テロメアの長さは身体活動と関係がありそうである（図7-9）[31]。また身体活動が老化細胞の除去に有効であることも示唆されている（図7-10）[32]。つまり，身体活動がエイジングにもたらす効果は，細胞レベルからすでにみられていると言える。

抵抗性運動のトレーニング（筋力トレーニング）の効果は若年者で著しいが，90歳を超えた高齢者でも効果が認められることが報告されている[33]。このことは，筋タンパク質を合成する能力はエイジングにより失われていないことを意味している。サルコペニア予防のために若いうちから骨格筋量を増やすことは有効であるが，中高年になってからも筋萎縮に対抗することは十分に可能であると言えるだろう。

習慣的な運動が認知機能を高めることを示唆する実験結果は，2000年頃から爆発的に増加している。運動が認知機能に効果的である理由として，安静時の血流増加や脳血管の拡張予備能とされ

第**7**章 エイジングと健康

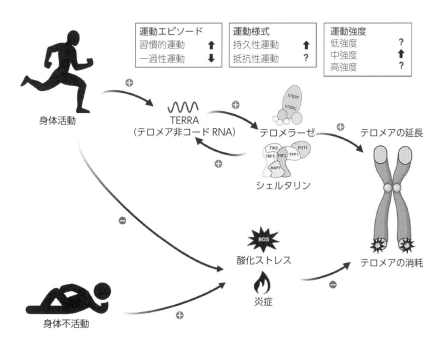

図 7-9 運動がテロメアの長さと消耗にもたらす潜在的な影響の模式図[31]

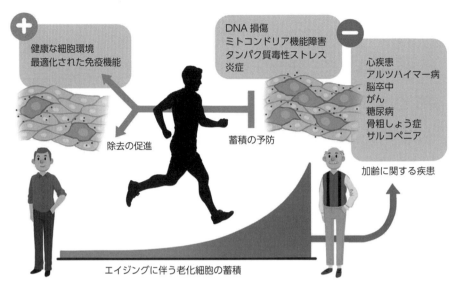

図7-10 エイジングと慢性疾患に対抗する手段としての運動[32]

る脳血管予備能の向上，あるいは脳由来神経栄養因子（BDNF：Brain Derived Neurotrophic Factor）の増加，シナプス神経・神経新生などが考えられている（図7-11）[34]。実際，習慣的な運動を行っている方と座位中心の生活をしている方を比較すると，習慣的に運動を行っている方の方が脳の血流量が多い[35]。さらに高齢者を対象とした研究でも，1年間の身体活動により脳の海馬と呼ばれる領域で，容積の拡大がみられた[36]。また，脳の病理的な変化はプラーク（アミロイドの細胞外神経組織への沈着），タングル（微小管のリン酸化タウの凝集体），レビー小体（神経細胞にできる特殊なタンパク質），虚血性変化を含め，認知症のリスクを高めると考えられている。しかし顕著なアルツハイマー病の病理を示す方でも身体活動レベルが高い場合，認知症の基準を満たさず，フレイルのレベルが低いこともある（図7-12）[13]。このように，身体活動は認知症を含めた脳の健康の維持にも極めて重要な役割を果たすと考えられる。

　身体活動は血管の機能にも大きな影響を与えるが，運動の種類の影響が大きい。例えば有酸素運動は，中高年者の動脈コンプライアンス（伸展性）を向上させる[37]。一方，抵抗性運動トレーニングは，若年者であっても動脈コンプライアンスを低下させるという報告があり[38]，筋トレをやりすぎると血管が硬くなる可能性が示唆されている。これはエイジングによる筋萎縮を考えると悩ましい問題であるが，抵抗性運動の強度や頻度，運動のやり方を考慮するなど（例えばゆっくりと動作を行うスロートレーニングなど），心血管疾患を抱える中高年者が抵抗性運動を行う際には，そのやり方については十分に注意する必要があるだろう。また，有酸素運動により中高年者の動脈コンプライアンスは向上するが，残念ながら若年者のレベルまでは戻らないようである[37]。

　身体活動は，エイジングによる機能低下に対抗する，最も有効な手段の1つである。しかし全てにおいて有効ではないのかもしれない。例えば，高齢者ではアデノシン2リン酸（ADP）感受性の

低下により，ミトコンドリアの酸化ストレスの増加がみられるが，抵抗性運動のトレーニングを行ってもその感受性の低下は回復しない[39]。先に述べたように，ミトコンドリアでATPを生成する際に生じる活性酸素が酸化ストレスを引き起こす要因である。エネルギーをたくさん生成すればするほど，つまり運動強度が高く，運動時間が長いほど，活性酸素もより多く生成されることになる。現時点では，高強度／長時間運動が悪影響なことを示す明確なエビデンスはないとされている[40]。しかし前述したように，エイジングとともに抗酸化物質であるスカベンジャーは低下する。

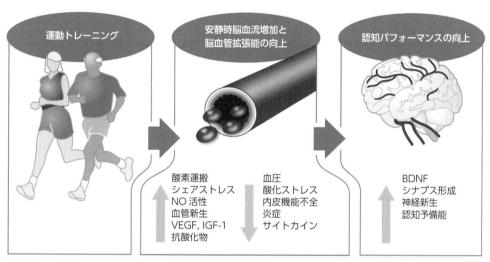

図 7-11　運動トレーニングと認知機能の向上に関わる血管系のメカニズム[34]

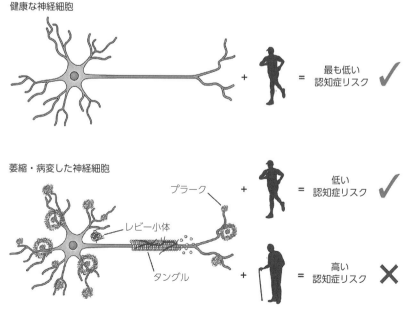

図 7-12　フレイルは病気ではないが，病気の発現に深く影響を与える[13]

また，高強度運動はストレスホルモンを増加させるという報告や[41]，過度のトレーニングがミトコンドリアの機能を低下させるという報告もある[42]。若年者であれば，高強度トレーニングで自分の能力を高めても，ネガティブな影響は少ないと考えられる。しかし，中高年者が競技として行うのではなく，健康のために行う身体活動であれば，限界まで追い込むような高強度・長時間ではなく，適度なレベルでの身体活動で十分なのかもしれない。

7.3.5　身体活動がもたらす効果の個人差

　本書では，至るところで身体活動が健康の維持・増進には効果的であると述べられているだろう。実際，本章でも示したように，身体活動が有効であることを示すエビデンスは多い。では，身体活動が生体にもたらす効果に個人差はどの程度みられるのだろうか？　習慣的な身体活動が空腹時インスリン，HDLコレステロール，中性脂肪，血圧にもたらす効果を検証した研究を集めた解析では，有酸素能力に向上がみられても，これらの数値に改善がみられなかった人が一定数いた[43]。この結果から考えると，身体活動の有効性は多くの人が認めるものであり身体活動の効果を否定するものではないが，個人差があり，全ての項目においていつでも誰でも効果がみられるわけではないようだ。

　最後に，遺伝的な背景が同じと考えられている一卵性双生児を対象にした研究を少し紹介する。一卵性双生児が抵抗性運動と有酸素運動のトレーニングを行ったところ，その効果には大きな違いがみられた[44]。この結果は，様々なトレーニングの効果が生まれつきの遺伝情報だけでは決まらないことを示している。この他の研究では，一卵性双生児のうち身体活動量が多い方と低い方とで比較した場合，心臓血管系の疾患による死亡率が，身体活動量の多い方では有意に低かった[45]。これは遺伝情報が同じであっても，その後の身体活動を含めた生活習慣が心臓血管系の疾患への罹患率に影響を与えることを示しており，病気へのかかりやすさが生まれつきだけで決まるものではないことを示唆しているだろう。われわれは，生まれ持った遺伝的要因を変えることはできない。しかし近年，DNAの塩基配列を変化させることなく遺伝子の発現を制御する仕組みである，エピジェネティクスと呼ばれる分野の研究が進んでいる。そして，その制御が後天的に修飾されることが明らかとなり，エイジングとの関係についても多くの知見が得られてきた。われわれは自分自身の遺伝的要因は変えることができないが，身体活動や食事を含めた環境的要因は後天的に変えられる。あなたのこれからの健康は，（少なくとも部分的には）自分自身で変えることができる，と考えてもいいのかもしれない。

　この章ではエイジングと健康について概観した。エイジングによる身体の機能の変化は単純に1つの要因のみで決まるものではなく，様々な要因の相互作用がその程度を決めていると考えられる。今後さらに研究が進むことで，その解明が進んでいくことを期待したい。身体活動や食事などの毎日の生活習慣が大切だと感じた方も多いと思うが，個人差がみられるのも事実である。生活習慣を過度に意識しすぎてストレスになってもいけないが，本章で学んだことを頭の片隅においてい

ただき，皆さんの今後の人生に少しでも役立ててもらえれば幸いである。

〔引用文献〕

(1) Levine HJ (1997) Rest heart rate and life expectancy. J Am Coll Cardiol 30 (4)：1104-1106

(2) Lapham K, Kvale MN, Lin J, Connell S, Croen LA, Dispensa BP, Fang L, Hesselson S, Hoffmann TJ, Iribarren C, Jorgenson E, Kushi LH, Ludwig D, Matsuguchi T, McGuire WB, Miles S, Quesenberry CP, Jr., Rowell S, Sadler M, Sakoda LC, Smethurst D, Somkin CP, Van Den Eeden SK, Walter L, Whitmer RA, Kwok PY, Risch N, Schaefer C, Blackburn EH (2015) Automated Assay of Telomere Length Measurement and Informatics for 100,000 Subjects in the Genetic Epidemiology Research on Adult Health and Aging (GERA) Cohort. Genetics 200 (4)：1061-1072. doi: 10.1534/genetics.115.178624

(3) Ornish D, Lin J, Chan JM, Epel E, Kemp C, Weidner G, Marlin R, Frenda SJ, Magbanua MJM, Daubenmier J, Estay I, Hills NK, Chainani-Wu N, Carroll PR, Blackburn EH (2013) Effect of comprehensive lifestyle changes on telomerase activity and telomere length in men with biopsy-proven low-risk prostate cancer: 5-year follow-up of a descriptive pilot study. The Lancet Oncol 14 (11)：1112-1120. doi: 10.1016/s1470-2045 (13) 70366-8

(4) Johmura Y, Yamanaka T, Omori S, Wang TW, Sugiura Y, Matsumoto M, Suzuki N, Kumamoto S, Yamaguchi K, Hatakeyama S, Takami T, Yamaguchi R, Shimizu E, Ikeda K, Okahashi N, Mikawa R, Suematsu M, Arita M, Sugimoto M, Nakayama KI, Furukawa Y, Imoto S, Nakanishi M (2021) Senolysis by glutaminolysis inhibition ameliorates various age-associated disorders. Science 371 (6526)：265-270. doi: 10.1126/science.abb5916

(5) Mattison JA, Colman RJ, Beasley TM, Allison DB, Kemnitz JW, Roth GS, Ingram DK, Weindruch R, de Cabo R, Anderson RM (2017) Caloric restriction improves health and survival of rhesus monkeys. Nat Commun 8: 14063. doi: 10.1038/ncomms14063

(6) Redman LM, Smith SR, Burton JH, Martin CK, Il'yasova D, Ravussin E (2018) Metabolic Slowing and Reduced Oxidative Damage with Sustained Caloric Restriction Support the Rate of Living and Oxidative Damage Theories of Aging. Cell Metab 27 (4)：805-815 e804. doi:10.1016/j.cmet.2018.02.019

(7) Sasazuki S, Inoue M, Tsuji I, Sugawara Y, Tamakoshi A, Matsuo K, Wakai K, Nagata C, Tanaka K, Mizoue T, Tsugane S, Research Group for the D, Evaluation of Cancer Prevention Strategies in Japan (2011) Body mass index and mortality from all causes and major causes in Japanese: results of a pooled analysis of 7 large-scale cohort studies. J Epidemiol 21 (6)：417-430. doi: 10.2188/jea.je20100180

(8) Uribarri J, Stirban A, Sander D, Cai W, Negrean M, Buenting CE, Koschinsky T, Vlassara H (2007) Single oral challenge by advanced glycation end products acutely impairs endothelial function in diabetic and nondiabetic subjects. Diabetes Care 30 (10)：2579-2582. doi: 10.2337/dc07-0320

(9) Cai W, He JC, Zhu L, Chen X, Zheng F, Striker GE, Vlassara H (2008) Oral glycotoxins determine the effects of calorie restriction on oxidant stress, age-related diseases, and lifespan. Am J Pathol 173 (2)：327-336. doi: 10.2353/ajpath.2008.080152

(10) 厚生労働省　知ることから始めよう　みんなのメンタルヘルス　認知症　https://www.mhlw.go.jp/kokoro/know/disease_recog.html

(11) Xue QL, Bandeen-Roche K, Varadhan R, Zhou J, Fried LP (2008) Initial manifestations of frailty criteria and the development of frailty phenotype in the Women's Health and Aging Study II. J Gerontol A Biol Sci Med Sci 63 (9)：984-90. doi: 10.1093/gerona/63.9.984

(12) Satake S, Arai H (2020) Questionnaire for medical checkup of old-old (QMCOO). Geriatr Gerontol Int 20 (10)：991-992. doi: 10.1111/ggi.14004

(13) Howlett SE, Rutenberg AD, Rockwood K (2021) The degree of frailty as a translational measure of health in aging. Nature Aging 1 (8)：651-665. doi: 10.1038/s43587-021-00099-3

(14) Burd NA, Gorissen SH, van Loon LJ (2013) Anabolic resistance of muscle protein synthesis with aging. Exerc Sport Sci Rev 41 (3)：169-173. doi: 10.1097/JES.0b013e318292f3d5

(15) Nilwik R, Snijders T, Leenders M, Groen BB, van Kranenburg J, Verdijk LB, van Loon LJ (2013) The decline in skeletal muscle mass with aging is mainly attributed to a reduction in type II muscle fiber size. Exp Gerontol 48 (5)：492-498. doi: 10.1016/j.exger.2013.02.012

(16) Jack CR Jr, Knopman DS, Jagust WJ, Shaw LM, Aisen PS, Weiner MW, Petersen RC, Trojanowski JQ (2010) Hypothetical model of dynamic biomarkers of the Alzheimer's pathological cascade. Lancet Neurol 9 (1)：119-28. doi: 10.1016/S1474-4422 (09) 70299-6

(17) MacDonald ME, Pike GB (2021) MRI of healthy brain aging: A review. NMR Biomed 34 (9)：e4564. doi: 10.1002/nbm.4564

(18) Leidhin CN, McMorrow J, Carey D, Newman L, Williamson W, Fagan AJ, Chappell MA, Kenny RA, Meaney JF, Knight SP (2021) Age-related normative changes in cerebral perfusion: Data from The Irish Longitudinal Study on Ageing (TILDA). Neuroimage 229: 117741. doi: 10.1016/j.neuroimage.2021.117741

(19) Horn JL, Cattell RB (1967) Age differences in fluid and crystallized intelligence. Acta Psychol (Amst) 26 (2)：107-29. doi: 10.1016/0001-6918 (67) 90011-x

(20) Thompson RC, Allam AH, Lombardi GP, Wann LS, Sutherland ML, Sutherland JD, Soliman MA-T, Frohlich B, Mininberg DT, Monge JM, Vallodolid CM, Cox SL, Abd el-Maksoud G, Badr I, Miyamoto MI, el-Halim Nur el-din A, Narula J, Finch CE,

Thomas GS (2013) Atherosclerosis across 4000 years of human history: the Horus study of four ancient populations. The Lancet 381 (9873)：1211-1222. doi: 10.1016/s0140-6736 (13) 60598-x

(21) Sawada S, Muto T (1999) [Prospective study on the relationship between physical fitness and all-cause mortality in Japanese men]. Nihon Koshu Eisei Zasshi 46 (2)：113-121.

(22) Sawada SS, Muto T, Tanaka H, Lee IM, Paffenbarger RS, Jr., Shindo M, Blair SN (2003) Cardiorespiratory fitness and cancer mortality in Japanese men: a prospective study. Med Sci Sports Exerc 35 (9)：1546-1550. doi: 10.1249/01. MSS.0000084525.06473.8E

(23) Blair SN, Kohl HW, 3rd, Paffenbarger RS, Jr., Clark DG, Cooper KH, Gibbons LW (1989) Physical fitness and all-cause mortality. A prospective study of healthy men and women. JAMA 262 (17)：2395-2401. doi: 10.1001/jama.262.17.2395

(24) Wen CP, Wai JP, Tsai MK, Yang YC, Cheng TY, Lee MC, Chan HT, Tsao CK, Tsai SP, Wu X (2011) Minimum amount of physical activity for reduced mortality and extended life expectancy: a prospective cohort study. Lancet 378 (9798)：1244-1253. doi: 10.1016/S0140-6736 (11) 60749-6

(25) Studenski S, Perera S, Patel K, Rosano C, Faulkner K, Inzitari M, Brach J, Chandler J, Cawthon P, Connor EB, Nevitt M, Visser M, Kritchevsky S, Badinelli S, Harris T, Newman AB, Cauley J, Ferrucci L, Guralnik J (2011) Gait speed and survival in older adults. JAMA 305 (1)：50-58. doi: 10.1001/jama.2010.1923

(26) Saltin B, Blomqvist G, Mitchell JH, Johnson RL Jr, Wildenthal K, Chapman CB (1968) Response to exercise after bed rest and after training. Circulation 38 (5 Suppl)：VII1-78

(27) Pedersen BK (2009) The diseasome of physical inactivity--and the role of myokines in muscle--fat cross talk. J Physiol 587 (Pt 23)：5559-5568. doi: 10.1113/jphysiol.2009.179515

(28) Ekelund U, Steene-Johannessen J, Brown WJ, Fagerland MW, Owen N, Powell KE, Bauman A, Lee IM (2016) Does physical activity attenuate, or even eliminate, the detrimental association of sitting time with mortality? A harmonised meta-analysis of data from more than 1 million men and women. The Lancet 388 (10051)：1302-1310. doi: 10.1016/s0140-6736 (16) 30370-1

(29) Krainski F, Hastings JL, Heinicke K, Romain N, Pacini EL, Snell PG, Wyrick P, Palmer MD, Haller RG, Levine BD (2014) The effect of rowing ergometry and resistive exercise on skeletal muscle structure and function during bed rest. J Appl Physiol (1985) 116 (12)：1569-1581. doi: 10.1152/japplphysiol.00803.2013

(30) Westerterp KR (2001) Pattern and intensity of physical activity. Nature 410 (6828)：539. doi: 10.1038/35069142

(31) Schellnegger M, Lin AC, Hammer N, Kamolz LP (2022) Physical Activity on Telomere Length as a Biomarker for Aging: A Systematic Review. Sports Med Open 8 (1)：111. doi: 10.1186/s40798-022-00503-1

(32) Zhang X, Englund DA, Aversa Z, Jachim SK, White TA, LeBrasseur NK (2022) Exercise Counters the Age-Related Accumulation of Senescent Cells. Exerc Sport Sci Rev 50 (4)：213-221. doi: 10.1249/JES.0000000000000302

(33) Fiatarone MA, Marks EC, Ryan ND, Meredith CN, Lipsitz LA, Evans WJ (1990) High-intensity strength training in nonagenarians. Effects on skeletal muscle. JAMA 263 (22)：3029-3034.

(34) Davenport MH, Hogan DB, Eskes GA, Longman RS, Poulin MJ (2012) Cerebrovascular reserve: the link between fitness and cognitive function? Exerc Sport Sci Rev 40 (3)：153-158. doi: 10.1097/JES.0b013e3182553430

(35) Ainslie PN, Cotter JD, George KP, Lucas S, Murrell C, Shave R, Thomas KN, Williams MJ, Atkinson G (2008) Elevation in cerebral blood flow velocity with aerobic fitness throughout healthy human ageing. J Physiol 586 (16)：4005-4010. doi: 10.1113/jphysiol.2008.158279

(36) Erickson KI, Voss MW, Prakash RS, Basak C, Szabo A, Chaddock L, Kim JS, Heo S, Alves H, White SM, Wojcicki TR, Mailey E, Vieira VJ, Martin SA, Pence BD, Woods JA, McAuley E, Kramer AF (2011) Exercise training increases size of hippocampus and improves memory. Proc Natl Acad Sci U S A 108 (7)：3017-3022. doi: 10.1073/pnas.1015950108

(37) Seals DR (2003) Habitual exercise and the age-associated decline in large artery compliance. Exerc Sport Sci Rev 31 (2)：68-72. doi: 10.1097/00003677-200304000-00003

(38) Miyachi M, Kawano H, Sugawara J, Takahashi K, Hayashi K, Yamazaki K, Tabata I, Tanaka H (2004) Unfavorable effects of resistance training on central arterial compliance: a randomized intervention study. Circulation 110 (18)：2858-2863. doi: 10.1161/01.CIR.0000146380.08401.99

(39) Holloway GP, Holwerda AM, Miotto PM, Dirks ML, Verdijk LB, van Loon LJC (2018) Age-Associated Impairments in Mitochondrial ADP Sensitivity Contribute to Redox Stress in Senescent Human Skeletal Muscle. Cell Rep 22 (11)：2837-2848. doi: 10.1016/j.celrep.2018.02.069

(40) Powers SK, Deminice R, Ozdemir M, Yoshihara T, Bomkamp MP, Hyatt H (2020) Exercise-induced oxidative stress: Friend or foe? J Sport Health Sci 9 (5)：415-425. doi: 10.1016/j.jshs.2020.04.001

(41) Inder WJ, Hellemans J, Swanney MP, Prickett TC, Donald RA (1998) Prolonged exercise increases peripheral plasma ACTH, CRH, and AVP in male athletes. J Appl Physiol (1985) 85 (3)：835-841. doi: 10.1152/jappl.1998.85.3.835

(42) Flockhart M, Nilsson LC, Tais S, Ekblom B, Apro W, Larsen FJ (2021) Excessive exercise training causes mitochondrial functional impairment and decreases glucose tolerance in healthy volunteers. Cell Metab 33 (5)：957-970 e956. doi: 10.1016/j.cmet.2021.02.017

(43) Bouchard C, Blair SN, Church TS, Earnest CP, Hagberg JM, Hakkinen K, Jenkins NT, Karavirta L, Kraus WE, Leon AS, Rao DC, Sarzynski MA, Skinner JS, Slentz CA, Rankinen T (2012) Adverse metabolic response to regular exercise: is it a rare or common

occurrence? PLoS One 7 (5)：e37887. doi: 10.1371/journal.pone.0037887

（44）Marsh CE, Thomas HJ, Naylor LH, Scurrah KJ, Green DJ（2020）Fitness and strength responses to distinct exercise modes in twins: Studies of Twin Responses to Understand Exercise as a THerapy（STRUETH）study. J Physiol doi: 10.1113/JP280048

（45）Carlsson S, Andersson T, Lichtenstein P, Michaelsson K, Ahlbom A（2007）Physical activity and mortality: is the association explained by genetic selection? Am J Epidemiol 166 (3)：255-259. doi: 10.1093/aje/kwm132

〔参考文献〕

デビッド・A・シンクレア，マシュー・D・ラプラント 「Life Span　老いなき世界」 東洋経済新報社，2020

エリザベス・ブラックバーン，エリッサ・エペル 「細胞から若返る　テロメア・エフェクト」 NHK出版，2017

吉森保 「ライフサイエンス」 日経BP，2020

近藤祥司 「老化はなぜ進むのか？」 講談社，2009

森望 「寿命遺伝子　なぜ老いるのか　何が長寿を導くのか」 講談社，2021

奥田昌子 「日本人の「遺伝子」からみた病気になりにくい体質のつくりかた」 講談社，2022

帯刀益夫，杉本正信 「細胞寿命を乗り越える　ES細胞，iPS細胞，その先へ」 岩波書店，2009

瀬名秀明，太田成男 「ミトコンドリアのちから」 新潮社，2007

田沼靖一 「人はどうして死ぬのか　死ぬ遺伝子の謎」 幻冬舎，2010

坪田一男 「アンチエイジング・バトル最終決着」 朝日新聞出版，2014

門脇孝 「あなたがメタボになる理由」 PHP研究所，2008

保健の科学　2022　第8号，第9号　杏林書院

COLUMN　老化は"脚"からやってくる！

　人間の身体活動においてエンジンの役目を果たす筋は，老化にともないその量が減少する。そして，筋量の減少は高齢者の筋力低下の直接的な原因である。このような加齢にともなう筋量・筋力の低下は全身で一様ではなく，部位によってその程度が異なる。**図a**は加齢にともなう筋力の変化を示しているが，上肢の筋力に比べると下肢の筋力低下は明らかに大きいことがわかる。**図b**は年齢と筋重量の下肢上肢比を示したものであるが，これをみると，加齢にともない筋重量の下肢上肢比が低下していることがわかり，このことはすなわち，加齢にともなう筋重量の減少の度合いが上肢よりも下肢でより大きいことを示している。これらのことが，「老化は"脚"からやってくる」といわれる所以であり，高齢者の足腰の健康づくりが特に重要であることがわかるであろう。

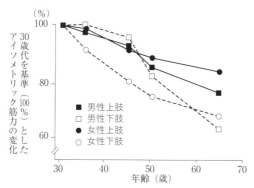

凡例：
■ 男性上肢
□ 男性下肢
● 女性上肢
○ 女性下肢

図a　加齢にともなう上肢と下肢の筋力変化
（久野，2000）

（次ページにつづく）

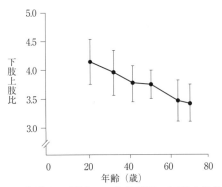

図b　年齢との関連でみた筋重量の下肢上肢比
（宮谷ら，2000）

　このような下肢筋力の低下は日常の歩行にも影響を及ぼしており，高齢者ではステップ頻度（一定時間の歩数）よりも筋力の影響が強いステップ長（歩幅）の減少がより大きいことがわかっている。歩行能力は老化の総合的指標ともいわれ，歩行が不自由なく行えることは“健やかな長寿”にとって不可欠な要素である。では，歩行能力の老化の原因はどこにあるのだろうか？

　図cは高齢者の歩行中に下肢の3つの関節（足関節，膝関節，股関節）が行った仕事（正の仕事）を年齢との関係で示したものである。体重あたりの仕事は，膝関節，股関節では加齢にともなう一定の傾向がみられないのに対して，足関節では年齢の増加とともに有意に減少していることがわかる。このことは，高齢者の歩行における足関節の機能が加齢にともなって低下していることを示すものである。老化は“脚”からやってくるが，特に歩行能力の老化は“足”からやってくるといえそうである。

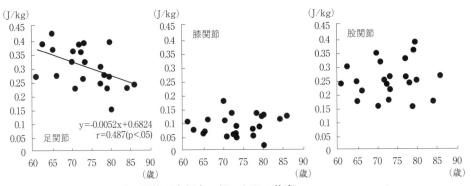

図c　下肢三関節が歩行中に行った正の仕事（Okada and Ae, 2003）

〔参考文献〕

久野譜也　「元気に歩くための筋肉の鍛え方」　岡田守彦，松田光生，久野譜也編著「高齢者の生活機能増進法」　ナップ，2000　pp.46-55

宮谷昌枝，東香寿美，久野譜也，金久博昭，福永哲夫「体肢筋量における年齢差」　岡田守彦，松田光生，久野譜也編著「高齢者の生活機能増進法」　ナップ，2000　pp.304-306

Okada H. and Ae M.: Changes in walking kinetics with aging for elderly males older than sixty, International Society of Biomechanics XIVth Congress Book of Abstract: 303 （2003）

第**8**章 健康と運動の文化

　現代に生きるわれわれにとって，スポーツをはじめとする運動文化はどのような意味をもつのか。これを考えるには，その歴史的・文化的多様性を知ることが重要だろう。この多様性を知ることが現状を相対化する眼を養い，われわれの生活文化を見直すことにつながるからだ。健康の意味あいが広がり，精神的・社会的に良好な状態を含むようになった今日，運動文化がわれわれの生をいかに豊かにするのか。本章では，このような意識から運動文化の様相を眺めてみたい。そのために，近現代の科学的な身体観や健康観の特徴を示し，それらとは異なる身体運動文化のあり様を古代・中世ヨーロッパにみた上で，ヨーロッパで生まれた近代スポーツの成り立ちを眺めていく。また，中東や日本における身体文化とその背景を概観したのち，改めて今日的な身体運動文化を知ることでその多様性や豊かさを見つめ直すきっかけとしたい。

8.1 身体運動と文化

8.1.1 身体運動に対する視線

　小学校，中学校，高校の体育授業，部活動などにおいて様々な身体運動をわれわれは経験してきた。その中核はスポーツであり，武道であり，舞踊であった。しかし，これらはただ身体の運動という側面のみならず，文化活動としての側面をもっている。つまり，身体育成の教材としての価値だけでなく，精神性の育成にも寄与しているといえるのである。人間存在を身体と精神とに分けるような二分法は，すでに近代科学の思考方式にとらわれた見方ではあるが，その両者を視野に入れて身体運動を考えてみることで，それが人間の歴史の中でいかに豊かな意味や価値を有してきたかが分かるだろう。われわれが豊かな人生を送るためのヒントを見出すことができれば幸いである。特に身体運動の文化性に着目すると，身体の健康のみならず，個人に対しては気晴らしや生きがい，社会に対してはコミュニケーションやコミュニティ形成などの機能として身体運動のもつ意義を浮かび上がらせることになるだろう。

　文化には，おおよそ２つの意味があって，１つは，何か価値あるもの，洗練されたものといった意味であり，もう１つは，価値の高低にかかわらず，人間の生活様式全般，つまり人間の関与によって生み出されたものの総体という意味である。

前者の文化概念から人間の身体運動を考えた場合，その典型を古代ギリシアの運動競技や近代スポーツにみることができる。古代ギリシアでは，競技者の肉体の美しさや競技に対する態度が称えられ，芸術作品を通して表現されている。また，近代スポーツは，それまであった身体的な遊戯や競技から暴力や野蛮さといった要素を取り除き，規則のあるゲームとして成立したところにその特徴が求められる。そうした近代スポーツに教育的な価値を見出し，1つの文化を形成した例がイギリスのパブリックスクールで行われたフットボールを始めとするゲームであり，近代オリンピック運動であったといえよう。

また，後者の意味においては，地域や時代によって異なる身体運動活動や身体技法などから人間の多彩な身体運動の可能性を知り，またわれわれ自身がそれと知らずに当然ととらえてきた価値観やものの見方をずらし，相対化させるきっかけをこれらの身体運動は与えてくれるであろう。その意味で，人間の身体運動というのは，文化性を身にまとっており，これを自覚しない限りそれから逃れられないものだともいえる。

この点で，教育，もっと広い意味では政治技術でもって身体（運動）を自覚化し，顕在的あるいは潜在的に支配・管理するようになったのは，近代以降のことである。また，それへのアンチテーゼとして，ホイジンガの「ホモ・ルーデンス」が示したように，遊びに文化の創造機能を見出し，スポーツなどの身体運動がもつ遊戯性を強調する立場から展開される体育や教育が行われるようになったのも同様に近代以降のことである。

8.1.2 今日の健康ブームと身体観

今日の現代社会を生きるわれわれにとって，身体（運動）は，実に多様なあり方をしているといってよいだろう。ここでは，健康ブームをキーワードにわれわれと身体との関わり方について考えるべき若干の問題を指摘しておきたい。

「健康」というワードは様々な場面で目に触れられる。健康食品や健康ドリンク，健康法，健康体操，さらには健康家族，健康住宅という言い方まである。その裏には，ストレス社会，運動不足，環境破壊などの現代社会が抱える問題があるのは確かだろう。健康が重要であることは誰の目にも明らかだし，早期発見・早期治療を施すのが医者の務めである以上，このことを否定するわけにはゆかない。しかし，医療の進歩によって平均寿命が延び，様々な疾病に対する治療法が開発され，過去に比べてはるかによくなっている状況に鑑みると，健康という言葉のいわば氾濫は奇異に映る。健康ではないからこそわれわれは健康を求めるのか。だとすれば，医療の進歩だけでは健康にとって不十分ということなのだろうか。

こうした状況の背後で，人々の間にはなにがしかの健康不安が広がっている可能性がある。その理由について，上杉は次のように述べている。「人々は『自分の健康は自分で守る』という意識をもちながら国民健康づくり運動に参加しているが，その健康基準は自らが決めた個性的な基準ではない。WHO（世界保健機関）の定義に基づいて決められた社会的な健康基準を受け入れ，その基

準に沿って自分の健康を守る運動に参加しているのである。（中略）身体実感が健康の判断基準とならなくなった時，人々は自らの身体についての責任をもてなくなり，身体の変化を観察し，判断しようとする自覚が薄れていく。」(1)

医者に，「あなたは健康です」と言われて安心したり，逆に，自覚がないまま「あなたは健康状態がよくない」と診断されて不安に駆られたりすることは，確かにあるかもしれない。そこには，個人にとっては揺るがしようのない健康に関する客観的基準とそれに自らを合わせてゆこうと仕向ける不可視の権力関係が見え隠れする。これは，近代から現代に至る社会の特徴的な様相にも連なっているのであろう。例えばダイエットを通じてのプロポーションの維持，シェイプアップに認められる「見られるからだ」という意識にも近現代的な特徴が表れている。肥満体に比べれば，はるかに健康的な身体というイメージに近いから人はそれを求めるのか。あるいは自己管理，節制の象徴としてそうした身体を求めるのか。

さらに，そうした身体の変化について，ウェストが何センチ細くなったか，何キロ減量に成功したか，など，数値で確認することに満足している現状も認められる。結局は数値に還元され，その数値の多寡に増減に一喜一憂しているのではないのか。これは医療においても当てはまるだろう。様々な検査をして，数値で示された検査結果を元に治療に当たる。そこでみているのがはたして患者の身体だといえるのだろうか。客観的な身体という見方が今日いかに支配的であるかをこれらのことは物語っている。

不健康であるよりは健康である方がいい，と誰しも思う。だから誰もが健康を求める。しかし，健康とはよく生きるための手段であるとはいえ，けっして目的ではない。おそらく健康に代わる目的を手に入れることができれば，われわれはこれと訣別できるだろう。

その意味で，身体運動文化がわれわれに生きがいや生きる目的を提供できるのか，またそうした身体運動文化の可能性について考えることは，1つの課題であろう。次節では，その手がかりを得る一助として運動やスポーツの文化史を眺めておくことにしよう。

8.2 運動・スポーツの文化と思想

8.2.1 古代ギリシア・ローマ時代の身体運動文化

今日のスポーツに影響を及ぼし，またそれを批判的に検討する際に参照されるのが，古代ギリシア時代の身体運動文化である祭典競技であろう。メネア，コリント，デルフォイといった各地の祭典競技の中でも，オリンピアの祭典競技は，ギリシア全土から競技者や観衆が集ったといわれ，近代オリンピック競技会のモデルとされた。その理由は，競技が身体的努力だけでなく，身体の美しさや気高い行為との調和を歌った抒情詩，競技の様子を描いた芸術作品などに示されるように，美的，精神的努力を含んでいたことによる。

　紀元前5世紀頃のペルシア軍との戦争後，ギリシアの諸都市国家は，アテネを盟主とする勢力とスパルタを盟主とする勢力の二大勢力におおよそ分かれ，それらの間でペロポネソス戦争が戦われた。しかしながら，休戦期間中には，祭典競技が開催され，ヘレニズム文化や慣習が失われることはなかった。しかし次第に，これらの競技やそのための訓練を戦争に対する準備と捉え，生活を軍事的効率主義に従属させ，競技的な卓越性を称賛する態度を失わせていった典型がスパルタ人であった。また，オリンピア祭典競技に賞品めあての競技者が参加するようになり，競技者（athlete）も職業としての競技者を意味するように変わっていった。

　このような競技者に対して批判的だったのが，アリストテレスである。彼は，競技的（athletic）と互換的な用語として禁欲的（ascetic）という語を身体訓練を意味する用語に充て，その目的を人間の全体的な陶冶においた。また，身体の教育を精神の教育に先立つものと捉え，中庸を説くとともに，人間が身につけるべき最高の習慣を競技者の習慣と病弱者の習慣との中間に位置づけた。そして，運動や技能の高低よりもその質が人間の徳性を導くものであるとの考えから，体操（gymnastike）を気概や徳を磨くための活動とみなした。

　このように，身体訓練に価値を認めるアリストテレスに代表される立場に対し，犬儒派やストア派の哲学者は，身体よりも精神に価値を見出し，肉体を軽視すべきものとした。こうした哲学者は，競技会における身体の過大評価への反発から，精神的な目的のために身体を服従させるとの見方を主張したのである。

　その後，ローマ時代に入り，競技は変貌する。古代ローマ人は，競争場や戦車競走場での競技を公認し，組合，コーチ，トレーニング学校や皇帝と結びついた職業的な競技者が現れた。こうした競技は，公立の浴場と共に，民衆を懐柔するための社会統制手段でもあった。公衆浴場では，トレーニングやマッサージ，ボールゲーム，水泳などが行われていたという。また，医者であったガレノスは，治療的な運動という考えや体操が単に肉体の訓練だけでなく，魂を喜ばせるために行うべきであるとする考え方を示した。こうした楽しさの主張は，アリストテレスにはない考え方だった。古代ローマ人には，「パンとサーカス」という言葉が示すように，無料で食物や娯楽が提供された。競技と演劇が公共の見世物の主たるものであり，そのため，年間159日の公休日（うち93日が競技会）を有した時代もあったという。

8.2.2　中世・近世の身体運動文化——キリスト教と身体

　中世はスポーツの祖形が出現した時代でもあった。その起源をもつといわれるイングランドでは，騎士などの上流階級のスポーツと庶民のスポーツ，都市のスポーツと田園のスポーツのそれぞれにおいて特徴的な活動形態をもっていた。トーナメントやジューストが13世紀頃には形式化され，騎士には騎士道性（洗練された身のこなしや危険を恐れぬ勇気など）が求められた。また，弓は軍事目的から推奨され，その練習も義務づけられていた。王や貴族階級さらに聖職者たちは，狩猟を好み，御猟場（the Forest）が指定され，そこではそれ以外の者による狩猟は禁止された。一方，

庶民の間では，牛や熊，馬などに犬をけしかける一種のブラッド・スポーツや荒々しい球技が行われていた。

　その後，ルネッサンス期を迎え，テューダー朝を開いたヘンリー8世（在位1509-47）の時代には，トーナメントのような中世的なスポーツの他に，狩猟，乗馬，レスリング，剣術，競走，投擲，ボールゲームなどが盛んになった。テニスなどが貴族や地主以外に禁止された一方で，闘鶏や弓などは階級差のないスポーツとして広まった。逆に上流階級に広まらなかったスポーツの典型が，フットボールである。

　ヘンリー8世による修道院の解散やルター，カルヴァンによる宗教改革は，スポーツの普及にも大きな意味を持った。ルターは，剣術とレスリングなどの騎士的スポーツが気分転換ならびに身体の発達に有益であると評価し，スイスのツヴィングリやボヘミアのコメニウスらも，スポーツがもつ身体訓練的な意味を認め，貴族のスポーツが民衆へ広まることを望んでいたという。

　また，イングランドにおいて永きにわたって影響を及ぼしたピューリタニズムは，安息日遵守主義を守り，安息日に行う身体運動に制約を加えたものの，身体運動そのものを否定したわけではなかった。ピューリタンは，スポーツの有益性を無視して単なる遊びや快楽のために行うことを良しとしなかったのである。日曜日のスポーツの禁止は，例えば1960年になって初めてフットボール協会が日曜日の試合を承認したことに示されるように，現代に至るまでその痕跡を残していた。そうしたピューリタニズムは，一方で安息日遵守主義に象徴されるように保守的で伝統を重んずる要素を持ちつつ，他方で人間のつくった法令を軽視する個人主義を共存させている。彼ら現実的な禁欲主義者にとってスポーツとは，自己修練，自己統制の機会をもたらすものだったのである。

8.2.3 西洋の身体運動文化——近代スポーツの誕生と教育的価値の発見

　啓蒙主義の時代においては，紳士階級や地主階級，いわゆるジェントルマン階級が力を持ちはじめ，スポーツも近代的な特徴を有するようになる。狩猟，射撃，釣りは田園スポーツ（rural sport）であった。1671年に制定された狩猟法では，一定の年収を越えた地主階級に対して狩猟を認め，また，兎狩りを全階級に開放した。競馬は王室の庇護の下にあったが，クリケットに関しては，ジェントルマンがそのパトロンとなって発展した。クリケットと共にゴルフはクラブが組織され，統制力をもつようになった。

　一方民衆のスポーツとしては，レスリング，フットボール，徒競走，ブラッド・スポーツ，ダンスなどが行われていたが，紳士階級との接点を持たなかったため，組織化されるには至らなかった。ただ，懸賞ボクシングは，ジェントルマンが観戦者としてこれを支え，賭けの対象として行われていた。その背景に，暴力や犯罪から自分の身や財産を守るための防衛術などの発展があったという。ボクシングと共に競馬も民衆に人気のスポーツであった。

　さて，その当時の人々のスポーツに対する見方に最も影響を与えたのが，ルソー，J.J.である。彼は，スポーツ的なゲームを通して，タフネスや社会的教養を身につけ，世の中の仕組みを学んだ

という。そして，彼は，子供にとって身体活動が健康な身体を育むだけでなく，道徳的な性格陶冶にも役立つことを主張した。さらに，スポーツが政治的・国家主義的目標にも利用可能であるとの認識から，これが祖国に対する愛情や，規律，友愛，平等の精神を育むことを期待していた。

　ルソーの思想は，スイスの教育家ペスタロッチ，J.H. やドイツの汎愛教育家バセドー，J.B.，また，バセドーがつくった汎愛学校の教師で近代体育の礎となったグーツムーツ，J.C.F.，デンマーク体操の父と呼ばれるナハテガル，F.，スウェーデン体操の創始者リング，P.H.，ドイツ体操のトゥルネン（Turnen）を創始しドイツ国民体育の父と呼ばれるヤーン，F.L. ら多くの教育家や体育家に大きな影響を与えた。だが，デンマーク，スウェーデン，ドイツでは，ナポレオン戦争敗戦後に台頭してきたナショナリズムによって，スポーツが持つゲーム的な性格よりも体操がもつ規律・訓練的な性格が強調されていった。特に，ヤーンのトゥルネン運動は，政治的・軍事的目的と強く結びついていたのだが，今日ではこのような目的性が排除され，体操競技の中にその運動形態が原型として継承されている。一方イギリスでは，19世紀に入って民衆教育としての体育に関心が向き，パブリックスクールの組織的なゲームの発達とアスレティズムの礼賛によりスポーツが性格陶冶と共に共同性や競争心，愛国心育成の手段として認識されるようになった。

　19世紀末までの間に，イングランドのスポーツは，大きく変化した。これには，スポーツの組織化が関わっている。組織化により，統括機能を有した競馬，クリケット，ゴルフがあらゆる階級に浸透した一方で，徒競走やボクシングは衰退し始めたのである。19世紀のスポーツを階級毎に眺めてみると，まず，個人主義を育みイギリス人の生活を豊かなものにしていったバーバリアン（barbarians 上流階級）は，フィールド・スポーツに没頭し，それらを組織したが，それによって彼ら以外の大衆を排除した。また，フィリスタイン（philistines 中産階級）は，フットボールやホッケーのようなチームゲーム，陸上競技，水泳，ローンテニスを生み，漕艇，サイクリングなどを組織した。当初，フィリスタインはポピュラス（populace 大衆）を排除していたが，フィリスタインの作法に従うという条件付きで彼らを受け入れるようになった。

　この頃のスポーツの多くを生み出したのはフィリスタインであったが，彼らの子弟の教育を担ったパブリックスクールやオクスフォード，ケンブリッジなどの大学では，当初，スポーツ活動に対しては否定的であった。バーバリアンの子弟が学校で行っていた狩猟や射撃は，近隣からの苦情により学校当局がこれを認めなくなった。クリケットやボート，フットボールも同様であった。しかし，生徒たちは，学校当局に逆らい，自らこうした活動を組織したのである。これに対し，生徒たちによる自治がゲームを通じてよく機能することを見出したパブリックスクールの校長や教師らは，年長生徒を管理者として重視することで，生徒の自治という考えを発展させると共に，アスレティシズムを教育の一手段として採用，奨励した。クリケット場やフットボール場が社会性や男らしい特性を形成する場であるとの認識がこれにより広まったのである。

　チームゲームや競技スポーツの価値が高まったもう1つの要因は，リベラリズムとの親和性であった。何ものにもとらわれないという liberality の特性が知的活動のみならず，スポーツのよう

な身体的活動にも当てはまると考えられたのである。そして，このような考えは，何らかの実利性と結びつくことを拒絶し，職業的なものや賭を排除する思想，すなわち「ジェントルマン・アマチュア」を導いた。その一方，筋肉的キリスト教徒（muscular Christian）と呼ばれた聖職者たちは，安息日のゲームは禁じたものの，土曜日の午後に行うフットボールのクラブを組織したのだが，その理由は，非利己主義などの社会的資質を身につける上で，フットボールやクリケットなどのチームスポーツに価値を認め，徒競走などの個人スポーツよりも重視したからである。

8.2.4 中東の身体運動文化——ムスリムの生活と身体に対する配慮

ムスリム（イスラム教徒）の人口は，2000年において12億7千万人だったものが2017年では18億1千万人と世界人口の24％を占めるまで拡大している[2]。このような拡大・普及をもたらしたものは，国家を超えたイスラム文化圏の思想であろう。また，イスラムは，その宗教性のみならず，その信念体系の上に築き上げられる生活・文化の総体を意味し，政治，経済，社会など人間の営み全体に関与している。そこには，人種や民族，国家，国籍，階級を超えた人間共同体の構成原理が示されているのである。

イスラムは，神の教え以外に従うことを厳しく禁じている。ユダヤ教やキリスト教との共通点も見出されるが，これは，神は1つであるとする考え方によるものだからである。偶像崇拝を否定している点で，カトリックよりも徹底している。まさに一神教を地でゆく宗教である。

イスラム文化は，西洋のルネッサンスがそれなくしてはなしえなかったといわれるほど，その存在は大きなものであり，近代以前は，学術，産業，経済，社会，技術などの面で西洋よりも発達していたし，いち早く都市文明化していた（大航海時代もムスリムが水先案内人として活躍していた）。

イスラムの考えは，人間性善説・性悪説という区別よりも，むしろ人間性弱説をとり，これはキリスト教の人間性強説と対照的だといえる。例えば，女性がベールに身を包むのは，人間，特に男性は性的誘惑に弱いという理由からである。飲酒が禁止されているのも同様の理由からである。人間の心が弱いという認識は，身体に対しても当てはまる。酒もそうだが，冷たい水や氷を口にすることにも抵抗があるという。

さて，1日に5回の祈りは身体や精神の健康管理の役割を果たすこともある。コーヒーブレイクならぬお祈りブレイクで生活リズムをつくり，仕事の緊張を解放したり，毎日の祈りの動作によってその日の体調を知る手がかりとなったりする（ただし，祈りはあくまでもアラーとの交流のためにある）。

礼拝と並んで，体調を整える効果をもたらすものに，ラマダーン（断食月）がある。断食がかえって体調をよくしたり，頭脳の明晰さをもたらすというのである。また，断食月が非日常化を生み，普段と違った生活リズムとなり，物事が違って見え，活性化するきっかけにもなっている。見方を変えれば，「ハレ」の月ともいえるだろう。ただし，このラマダーンも，結果として体調がよくなったりすることはあっても，その目的は飢えを体験することによって，食物とそれを与えてく

れた神に感謝し，神を思うことにある。

イスラムには，からだにも権利がある，という見方がある。心ばかりを優先させずにからだが発する声にも耳を傾けよ，というわけである。心とからだの共存を図ろうとする姿勢に加えて，からだには，流動性，うつろうものという認識がある。そこから現在だけが大切だという姿勢も導かれるが，その背後には，現在という一瞬一瞬が神によって創造されるという考えがある。因果律というパラダイムを持つ西洋とは対照的である。

8.2.5 日本における身体運動文化——東洋思想と精神文化の優位

日本には，万葉の時代に「打毬」という現在のサッカーに似た球技と，平安時代に唐から「蹴鞠」が伝えられたが，打毬の方は，定着しなかった。この打毬と似たものに毬打があるが，これもホッケーのようなゲームで，その後武士たちによって馬に乗って行うポロのようなゲームと化した。しかし，鎌倉時代の流鏑馬や犬追物の人気に押され，行われなくなったという。代わって，走りながら棒で毬を追い回して目的地まで運ぶ「毬杖」が庶民の間で室町時代から江戸時代にかけて流行したが，やがて廃れていった。団体で戦うゲームというスタイルが日本には定着しにくかったことを物語っている。

相撲，剣術，拳法，空手，柔術などの格闘技も行われていたが，その目的は，実社会での戦いに勝ち，そのために身体を鍛え，技術を磨くことにあった。また，平安時代末期から鎌倉時代にかけて武士として生きるために行われていた武術は，「兵の道」と呼ばれた。「兵の道」は，武技，武芸，用兵などの技術・戦術・戦略的な内容となっており，精神的要素がそれほど深く関わるものではなかった。

鎌倉時代以降は，封建体制を支える主従関係の確立のため，武士として生きる道が求められ，武術にも倫理的な要素が取り込まれるようになっていった。その精神的支柱となっていたのが仏教における禅である。武術が生死をかけた戦いを原点としているところから，精神力をいかに鍛えるかは重要な課題である。そのために修行があり，身体の鍛錬を通じて精神を磨くことが目的とされた。仏教における修行については，田中が次のように説明している。

仏教における修行の代表的な考え方の一つに「三学」の思想がある。これは，仏教修行において，身体の訓練を通じて精神を鍛える方法と過程を順序だてて，戒・定・慧として示すものである。「戒」とは，自己の心身に拘束を加え，自律的に規制する内容であり（我○○せずという姿勢），毎日の日常生活において従うべき実践的規律である。「定」とは，瞑想である。三昧（サンスクリット語の samadhi の音写）を意訳したものであり，心を一つの対象に集中し，散乱させないという高度な精神作用を意味する。「慧」とは，この戒・定の過程を通して自己を実現する，つまり，悟りの知恵を得ることである。いいかえれば，仏教における修行とは，三学における戒と定の二つの過程を意味するのであり，戒が自己の欲望を制御するという外向的な

実践であり，定は雑念をなくし，心を浄化するという内向的な実践である[3]。

　田中はこれを武術に適用して，武士の生活上の基本的態度，稽古や修行における姿勢，技そのものに関する形，に関るところの「戒」，技を実践にうつす際の心のありようを問う心法としての「定」，そして技と心の一体化の境地としての「慧」という具合に表現している[3]。

　武術と類似した言葉に「武芸」があるが，その先駆けとなったのが2人の剣客，すなわち宮本武蔵と柳生宗矩である。彼らは江戸時代という戦（いくさ）を必要としない時代に差しかかる頃に武芸を理論的に進化させた。特に禅僧沢庵の影響を受けた柳生宗矩は「兵法家伝書」を著し，剣禅一致という考えを導いた。剣術家にとって心の乱れは身体の動きに影響し，命を危うくするものであるため，宗矩は禅の思想に基づいて，心が囚われない「平常心（びょうじょうしん）」を重視した。これは，宮本武蔵にも通ずるものである。そして，江戸時代はじめの彼らの剣術の実用性は天下泰平の時期に移り，次第に薄れていく。形剣術といった技術の修練や心法論が顧みられなくなり，見た目の見事さを意識した「華法剣術」となっていく[4]。こうした変化もあって，むしろ学問の方が優先され，武芸は，学問の合間に行うものという認識が生まれた。そこに，身体運動に対する消極的な姿勢がうかがわれる。江戸幕府は，儒学（朱子学）を導入し，その体制維持を図った。武芸の「剣戟弓馬をいわゆる五倫（君臣・父子・夫婦・長幼・朋友の間がらで守るべき5つの道徳）を自覚手段と考えた[5]」のである。しかしながら，天下泰平の世にあって武芸全般が遊芸化する傾向にあった点は，否めない。また，相撲は，主に五穀豊穣を祈る神事として発展してきた。これは興行として行われる場合もあったが，それは，寺社の建築や建て替え費用を集める目的で行われた勧進相撲である。戦国時代以降に流行した相撲を通じて，人々は身体文化を力士に任せ，もっぱら精神文化にのみ生きたといってもよいかもしれない。

8.3 現代のスポーツ・身体運動

8.3.1 現代の生活文化と運動の意義

　さて，今日スポーツは，もはや一部の特権階級のためのものでも，専門的職業人のものでもなく，sport for all がめざすところへ向かっているといってよいだろう。そうしたスポーツや運動の意義として次のようなものが挙げられる。すなわち，①健康・体力づくり，②コミュニケーション，③生きがいや自己実現，である。

　①健康・体力づくりとしての意義については言うまでもないことだろう。日本人の平均寿命と健康寿命をみると，2019年のデータでは，男性が81.41歳に対して72.68歳，女性が87.45歳に対して75.38歳という具合に両者の開きが9〜12年ほどある（第16回健康日本21（第二次）推進専門委員会）。この期間は介護など何らかの支援を受けずには生活できないことを意味し，医療・健康

に関する社会的な課題となっている。このような健康状態に関する現状と課題認識については他の章に譲るとして，スポーツやその他身体運動が健康寿命の延伸に対してもつ意義は決して小さくないといえる。ではその将来の健康寿命延伸に向けて人はスポーツや運動に勤しむのだろうか。厚生労働省がその意義を説き，運動の推進を謳ったとしても，そしてそのことを頭で理解したとしても，決してそれだけで人はスポーツや運動を行うわけではないだろう。

このことを考えるために，ここで人間とはどのような存在であるかに目を向けてみよう。人間を特徴づけるものとして，言葉を扱う動物（ホモ・ロクエンス）や，道具を扱う動物（ホモ・ファーベル）という見方がある。人間は文化を生み出し，それを発達させてきた。言葉や身振り，映像といったシンボルを操り，道具（身の回りの用具から，交通手段，建築，インフラなど実に幅広いものども）を生み出し操作し，いわば地球上の至るところで生存を可能にしてきたのである。

②**コミュニケーション**は，言葉や道具を介して人々を結びつける，人間にとって不可欠な要素といってよいだろう。スポーツや運動ももちろんそうした要素を含んでいる。それらは，次の2つの機能をもつといえるだろう。すなわち，

- オリンピックをはじめとする国際競技においてはもちろん，言葉の通じない者同士を1つの活動の下，結びつけることができる。
- 言葉による情報交換にとどまらない運動の共有を通して感情の共有をもたらし，相互理解を深める。

運動会などの校内や社内イベントに対して，かつては組織の結束を図る効果が期待されていたのだが，今後はさらに地域コミュニティの活性化への効果が期待されている。その例が総合型地域スポーツクラブである。また，2022年に学校の運動部活動の地域移行に関する提言が示されたが，このような組織や動きには，世代間のコミュニケーションや異なる職域間のコミュニケーションを生み出す可能性がある。家族や地域のような所与の関係や，職場のように自ら選択し（雇用側に）選択された場における関係以外の場で，趣味やボランティアという自主的・主体的な営みにおける関係性を通じ，人間はより豊かなコミュニケーションを手に入れることができるのである。

③**生きがいや自己実現**としてスポーツや運動を行うことは，自己の存在そのものとの関わりを有する。他でもない自身のからだを用いて自身が何をなすことができるか。このことをわれわれはスポーツや運動を通して知ることができる。人間を達成する人間（ホモ・ペルフォルマートル）と捉えたのがハンス・レンクである[6]。彼は特に「独創的達成（Eigenleistung）」という概念によって，高度パフォーマンスを達成する競技者のみならず，一般市民や高齢者であっても1人ひとりにとってそれぞれの達成がありうることを説く。成し遂げたい姿を思い浮かべ，そのイメージの実現に向かって努力する営みの中にそれぞれの生きがいや自己実現を見出すことができるだろう。

また，明確な目標の前に人は自己統制を求められ，ある種の緊張を覚える。そして，目標の達成から興奮と自由がもたらされる。そうした緊張と自由の両極的な体験がスポーツから得られるのである。目標を前にして覚える緊張感は，紛れもなく私の身体感覚として感じられ，目標達成に向

かって活動する私の身体を動かしているのは，私自身であるかもしれないし，「私」という自己意識が脱落した身体そのものかもしれない。達成の瞬間は，私という意識と身体そのものとの統一体として，また，外界の世界とともに生きているのである。

このような身体の経験を通して，われわれは，外部の視点から捉えて一般化，規格化，標準化されるような客観的な身体だけでなく，主体的な身体として自らの周囲の世界とともに生きる道が拓かれるのではなかろうか。

8.3.2 多様な運動様式

今日，われわれの前には多様な運動様式の可能性が開かれている。アメリカに端を発し1970年代に日本で起こったジョギングブームは，市民ランナーを生み出し，やがて日本各地でマラソン大会が開かれるようになった。42.195キロのフルマラソンどころか，100キロマラソン，数日間をかけて日本海から太平洋へ日本アルプスを縦走するトランスジャパンアルプスレースなど，人間の挑戦はとどまるところを知らない。また，登山やトレッキングなどに高齢者が取り組む様子も見られる。いわば年齢への挑戦とみることができるかもしれないが，自然にふれあい，充実感や達成感を得ることはこの上ない喜びとなるであろう。

エリートビジネスマンなどは，日々の生活の中に筋力トレーニングを取り入れ，パーソナルトレーナーをつけるケースもある[7]。仕事を自己実現の1つとし，意欲を高め，健康で壮健な身体をそのパートナーとしている感がある。また，女性も同様の発想からヨガやピラティスなどを嗜む者が多い。

中学校の保健体育においては，2012年度より武道とダンスが必修となっている。武道においては，日本の伝統文化を学ぶという趣旨もあるが，自己修養や嘉納治五郎が用いた「精力善用自他共栄」の精神を理解し，他者との関わり方を学ぶ機会ともなっている。柔道，剣道，合気道，弓道，相撲など，ヨーロッパなどでもその関心は高く，異文化交流のきっかけとしても期待される。また，ダンスは創作ダンスに加え，リズミカルなヒップホップダンスなど若者が親しみやすいダンスが導入され，彼らの関心も高まっている。表現やコミュニケーション力を涵養することにつながるであろうし，これらは生涯にわたって人生を豊かなものにしてくれるだろう。

1964年の東京オリンピックの際に始まったパラリンピックには，今やプロの障害者スポーツ選手も参加している。リハビリの一環としてスポーツを行う次元を超えて，自身のアイデンティティと結びついている点では，健常者と何ら変わらない状況といえる。また，聴覚障害を持つ人々が参加するデフリンピックや知的発達障害のある人々が参加するスペシャルオリンピックスという大会もある。Olympicsと複数形で表記されているのは，大会に限らず，日常的なスポーツトレーニングから世界大会まで，様々な活動が年間を通じて，世界中で行われていることを意味するがためである（スペシャルオリンピックス日本）。このように，誰でもがスポーツにアクセスする機会が整えられてきている。

さらに，スポーツは，多様な姿を見せている。例えば，ｅスポーツ（Electronic Sports）というコンピューターゲームやビデオゲームで行われる競技性の高いゲームを用いたスポーツの新たなジャンルが生まれ，活況を呈している。中国では2003年に国家体育総局がｅスポーツを「99番目の正式体育種目」として指定したり，韓国では空軍の中にｅスポーツのプロチームが存在し，プロリーグに参戦したりしている[8]。

8.3.3 身体運動文化の多様な展開

上で多様な運動様式をみたが，それらに人々が関わる形をみておくことにしたい。今日，スポーツに関して典型的な分類として挙げられるのが，①するスポーツ，②みるスポーツ，③ささえるスポーツ，である。

①**するスポーツ**とは，これまでに述べてきたスポーツを例えば，競技スポーツ，プロスポーツ，学生スポーツ，市民スポーツ，生涯スポーツ，レクリエーショナル・スポーツ，地域スポーツ，リハビリテーションスポーツなどとして行うことを意味する。日本では，青少年に対しては，学校体育や運動部活動，スポーツ少年団，民間スポーツクラブ・スクールといった活動の機会が提供され，比較的運動機会に恵まれている。

それに対し，社会人については，フィットネスクラブといった民間のスポーツクラブやスクール，地域スポーツクラブなどがあるものの，それらを利用するか否かはわれわれの主体的な態度にかかっているといえるだろう。実際に成人がどのような運動をしているかというと，例えば2021度の「スポーツの実施状況等に関する世論調査」で全国の18〜79歳の男女を対象とした調査を例に挙げると次の通りである。この前年１年間に実施した種目について，回答の割合が高かったのは，高い順に，「ウォーキング（散歩・ぶらぶら歩き・一駅歩きなどを含む）」（64.1％），「体操」（15.2％），「トレーニング」（14.4％），「階段昇降」（13.7％），「ランニング（ジョギング）・マラソン・駅伝」（12.8％），「自転車（BMX含む）・サイクリング」（11.8％），「エアロビクス・ヨガ・バレエ・ピラティス」（6.6％），「ゴルフ（コースでのラウンド）」（6.2％），「ゴルフ（練習場・シミュレーションゴルフ）」（5.6％），「登山・トレッキング・トレイルランニング・ロッククライミング」（4.2％）であった[9]。このような結果から，お金をかけず，近場で手軽に，個人でもできる運動をしているケースが多いことがわかる。

つまり，日常生活の中に比較的組み込みやすい運動様式が見られる一方で，学校体育で扱うことの多い種目（特に球技）が上位に入っていないことが示されるわけだが，こうした状況は学校生活での経験を生涯スポーツにつなげていく意味では課題として認識すべきかもしれない。同時に，そうした種目へのアクセシビリティを保障することは政府や自治体の責務であると共に，市民としてその権利を主張するか否かにも関わっている。そのような主張をする上では，市民がスポーツや身体運動文化に価値を見出し，それを実践しようとする動きにつなげていくことが大切になるだろう。スポーツなどに価値を見出す機会としては，次の「みるスポーツ」が果たす役割も大きいとい

える。

②**みるスポーツ**としては，スタジアム・競技場での観戦，テレビ観戦，インターネット観戦などが挙げられる。放送技術の発達により，今日では世界的なスポーツイベントを目にする機会に恵まれるようになった。また，交通手段の発展がスポーツ・ツーリズム（するスポーツも含めて）を促す一因にもなっている。これまではラジオ，テレビメディアのようなマスメディアが「みるスポーツ」を支えてきた感があるが，インターネットの普及により，マスメディアでは採算の取れないスポーツコンテンツがコアなファンを取り込み，多様なニーズへの対応を可能にしつつある。そうした中で，例えば1つのドラマ，パフォーマティヴな行為，エンターテイメント等々としてみせることで，われわれはスポーツの様々な側面を知ることになるのである。

こうした豊かな観戦の仕方の1つにスポーツの鑑賞がある。これは，応援している選手やチームに肩入れしてみるのではなく，スポーツのパフォーマンスの良し悪しを敵味方にかかわらず批評的にみることを意味する[10]。このような見方には，一定の文化的訓練と言えるような方法で成熟した見方を身につける必要がある。自国や応援している選手かどうかにかかわらず，公平にスポーツを見る力を養うことは，異文化交流のきっかけとなりうる態度の涵養につながることが期待できる。オリンピック大会などはその良い機会となるであろう。

③**ささえるスポーツ**の具体的な形としては，スポーツボランティアとしてのスポーツ組織や大会運営のサポート，スポーツ環境の整備などのほか，スポーツ活動の実施に必要な施設，人的組織などに対する様々な支援が考えられる。スポーツに対するニーズの多様性を考えてみるなら，地方自治体が整備提供するスポーツ環境には限界があり，民間や市民の活力に期待する部分は大きくなっているといえる。また，「みるスポーツ」と同様，年齢ゆえにかつてのように自らの身体が思うに任せられない状況になったとしても，スポーツと関わるチャンスを提供してくれる。その意味で，自主的主体的な姿勢を発揮する機会に恵まれているということも言えるだろう。

このように「する」「みる」「ささえる」といった形で，生涯にわたってスポーツに関わることが可能になった現代において，スポーツをビジネスとして展開する動きが活発になっている。スポーツ活動の経済的基盤を支えているという側面では，その果たす役割は大きいとはいえ，例えば商業主義の行き過ぎによりスポーツ本来の姿が歪められる危険性もはらんでいる。

「たかがスポーツ，されどスポーツ」という態度でスポーツを捉え，スポーツに対するわれわれのスタンスを相対化することが必要なのかもしれない。また，武道やダンスといったスポーツ以外の運動文化や芸術など他の文化に触れてみることで，文化的に成熟することが現代のわれわれには求められているといえるだろう。

また，それだけではなく，人間が作り上げ継承発展させてきたという点から文化を考えてみるなら，人間が社会的存在であり，人と人との関わりやつながりを基盤に生きている存在であることを無視することはできないだろう。そして，そうした人と人との関わり方やつながり方にも変化が起

第**8**章｜健康と運動の文化

147

こっている。オンラインやサイバースペースといった場での新たな関わり方が生み出され，スポーツやその他の身体運動文化のあり方に影響を与える可能性も孕んでいる。新たな可能性を開く一方で失われていくものにも目を向け，想像してみるのも面白い。そうした可能性から，人間同士をつなぐ上でのビジネスチャンスが見出されるかもしれないし，現代社会において一度失われてしまったものを新たな形で取り戻す可能性も開かれているかもしれない。そうした様々な可能性に気づかせてくれるのが，文化のもつ多様性なのだろう。

〔引用文献〕
(1) 上杉正幸 「現代社会における健康不安の湧出」 環 2001 vol.7 pp.190-194
(2) 店田廣文 「世界と日本のムスリム人口2018年」 人間科学研究 2019 第32巻第2号 pp.253-262
(3) 田中守 「武道の心——日本的身体運動学習論」 身体運動文化学会編「身体教育のアスペクト」 道和書院，2001 pp.60-80
(4) 酒井利信，アレック・ベネット（訳）「英訳付き 日本剣道の歴史」 スキージャーナル 2010
(5) 横山勝彦 「スポーツの歩みと今」 身体運動文化学会編「身体教育のアスペクト」 道和書院，2001 pp.23-33
(6) 関根正美 「スポーツの哲学的研究——ハンス・レンクの達成思想」 不昧堂出版，1999
(7) 山本ケンイチ 「仕事ができる人はなぜ筋トレをするのか」 幻冬舎新書，2008
(8) 日本eスポーツ学会 http://j-ess.jp/what.html
(9) スポーツ庁 令和3年度「スポーツの実施状況等に関する世論調査」 報道発表資料 2022
    https://www.mext.go.jp/sports/content/20220310-spt_kensport01-000020487_1.pdf
(10) 樋口聡 「スポーツの美学」 不昧堂出版，1987

〔参考文献〕
片倉もとこ 「イスラームの日常世界」 岩波書店，1991
日下裕弘・丸山富雄・加納弘二 「生涯スポーツの理論と実際」 大修館書店，2001
白幡洋三郎 「日本人とスポーツ」 サントリー不易流行研究会編「スポーツという文化」 TBSブリタニカ，1992 pp.165-188
玉木正之 「スポーツ解体新書」 NHK出版，2003
トンプソン，リー 「ポストモダンのスポーツ」 井上俊・亀山佳明編「スポーツ文化を学ぶ人のために」 世界思想社，1999 pp.246-263
中村廣治郎 「イスラム教入門」 岩波書店，1998
ホイジンガ，J 高橋英夫（訳）「ホモ・ルーデンス」 中公文庫，1973
マッキントッシュ，P. 寺島善一（他編訳）「現代社会とスポーツ」 大修館書店，1991
松田恵示 「体育とスポーツ」 井上俊・亀山佳明編「スポーツ文化を学ぶ人のために」 世界思想社，1999 pp.188-207
運動部活動の地域移行に関する検討会議 運動部活動の地域移行に関する検討会議提言 2022 https://www.mext.go.jp/sports/content/20220722-spt_oripara-000023182_2.pdf
公益財団法人スペシャルオリンピックス日本 http://www.son.or.jp/index.html
厚生労働省 第16回健康日本21（第二次）推進専門委員会 健康寿命の令和元年値について 2021
    https://www.mhlw.go.jp/content/10904750/000872952.pdf

COLUMN　スポーツの原義——carry away

　Sport という言葉の意味は広い。英語の辞書には，「運動競技，気晴らし，娯楽，戯れ，冗談，からかい，冷やかし，正々堂々とした人，賭け事の好きな人，派手好みの人……」とある。多義的であり，またそれに代わり得る日本語がないのも事実。だからスポーツはさまざまな意味で，またイメージで捉えられてしまう。これは仕方のないことなのだろう。スポーツが体育と取り違えられることもしばしばで，例えば中国では，体育（TIYU）は授業科目のみならず，スポーツやチェスなどのいわゆる盤上ゲームも含んでいる。

　ある言葉が多様な意味を持っていて，これをどうにかしたい，何かに集約させたい場合，語源をたどってみることは1つの方法といえる（学問的に厳密な方法かといわれれば，問題がないわけではないけれども）。今日明らかにされているところでは，sport の語源は，ラテン語の deportare であると言われている。de が英語の away に相当し，portare が carry を意味する。carry away，すなわち「ある物をある場所から他の場所へ移す」ことが，元々の意味だったというわけである。そして，この言葉が何世紀かを経て，12，3世紀頃には古フランス語の動詞 desporter，またその派生語である名詞 desport に引き継がれる。これは，ゲームに限らずあらゆる種類の悦しみ，例えば会話や冗談など「心の重い，いやな，塞いだ状態をそうでない状態に移す」ことを意味し，気晴らしをすることや楽しむこと，遊ぶことなどを表す言葉となった。つまり，「移す」対象が物から心へと変わったのである。やがて14世紀に入ると，このフランス語はイギリスへと輸入され，disport，さらには sport という現在の語形に変化することとなる。

　17世紀のイギリスでは，sport といえば狩猟を意味するほど，これが貴族の間で盛んに行われていた。貴族達は馬に乗り，猟犬を走らせ，野兎や猪，狐などを狩り出した。特に狐狩りはイギリス人にとっては最も人気の高い sports であった。日常的な生活の場を離れ，森や野へ出かけていくという意味では「移動」を伴う「気晴らし」であった。

　こうした気晴らしやいわば遊びの要素を含んでいた sport であるが，本文でも触れた J. ホイジンガは，「現代社会では，スポーツがしだいに純粋に遊び領域から遠去かってゆき，『それ自体の sui generis』一要素となっている。つまり，それはもはや遊びではないし，それでいて真面目でもないのだ」という。スポーツの組織や訓練，プロ化，商業主義化，ナショナリズム，体育といったものと関係づけられるようになったことで，遊びの雰囲気を手放してきたといえるかもしれない。新たに生まれているスポーツ（ここに e スポーツを含めるかどうかの議論にも関わるかもしれないが）は，今後どのような様相を呈することになるだろうか。

〔参考文献〕
日下裕弘・丸山富雄・加納弘二（2001）「生涯スポーツの理論と実際」大修館書店，2001　p.17
サントリー不易流行研究所編「スポーツという文化」TBS ブリタニカ，1992
ホイジンガ，J　高橋英夫（訳）「ホモ・ルーデンス」中公文庫，1973　p.399
レイモン・トマ　蔵持不三也（訳）　新版スポーツの歴史　白水社，1993

第**8**章──健康と運動の文化

COLUMN　ゴルフ

　ゴルフは，英国がその発祥の地であり，米国がこれを大衆化し，日本でビジネス化されたといわれている。わが国においてゴルフは，環境問題や会員権問題に象徴されるように必ずしもよいイメージがもたれているわけではなく，また，英国においては上流階級の特権的スポーツとしての歴史から，ある意味では学生にとって縁遠いスポーツの1つといえるかもしれない。

　ここでは，ゴルフの特性について簡単に述べてみよう。ゴルフを①精神文化，②社会文化，③物質文化，④技術文化としてみた場合，① Golfer's Honesty にもとづく正しいスコアの申告，②「エチケットやマナーはゴルファーの宝」をモットーとした自己規律，③自然環境を利用したコース，そして④コース特性に応じたスウィング技術，を挙げることができる。また，ゴルフは，自然的人為的に設計されたコースにおいて，マッチプレイやストロークプレイなどの様々なルールで競うことができ，またハンディキャップを設けることで技能的に差のある者同士でも楽しむことができるといった特徴がある。

　したがって特に，①障害克服の欲求（自然的人為的障害の克服，例えば難コースを攻略したり，難しいバンカーショットを成功させたりすることから得られる欲求），②卓越と社会比較の欲求（一定のルールの下，マッチプレイやストロークプレイによる他者との競争から得られる欲求），③達成の欲求（自ら設定した目標への到達度をコンペで試すことから得られる欲求）を満たすことができる。

　ゴルフは奥深いスポーツの1つである。ゴルフにまつわる名言・格言をいくつか紹介しておきたい。

　「ゴルフはまったく思いどおりにはいかなくてシャクに触る。私はゴルフに惚れているけれど好きではない。」　ウィンストン・チャーチル（元イギリス首相）

　「ボールが打てるだけでは半人前，ルールがわかってやっと一人前だ。」　ジョセフ・ダイ（米ゴルフ協会）

　「先のことを考えろ。ゴルフは次のショットのためにどうするかを考えるゲームである。」　ビリー・キャスパー（プロゴルファー）

　「心がショットを乱す。肉体ではない。」　トミー・ボルト（プロゴルファー）

　「ゴルフはどんなにテクニックを磨いても勝てる競技じゃありません。最後は人間性がものを言う。それもゴルフ技術の1つ。」　岡本綾子（プロゴルファー）

　「どうしても友達になれない人種がいる。小さなウソをつくやつと，アイアンの飛距離を自慢するやつ。」　ビング・クロスビー（歌手）

〔参考文献〕
片山健二　「ゴルフの文化経済学」　芙蓉書房出版，2000
ゴル旅　「ゴルフ名言格言集」　2018　https://goltabi.com/news/4202.html

第9章 食と健康

人が生きていくうえで "食" は欠かすことのできない大切な営みである。では，ふだん何気なく使っている "食事" とは何を意味するのだろうか。"食" を辞典で調べてみると，「食べること」，「食べ物」，「食事」などがでてくる。一方，"栄養を摂る" といった言葉もよく利用されるが，"栄養" とは「生物が生存に必要な物質を体外から摂取し，それを代謝して生命を維持・成長させること」と記載されている。"栄養素"，"食品"，"料理"，"食事" を段階的に整理すると図9-1のようになる。これらの4つの言葉の違いを知ることは，食と健康との関連を理解し，実践するうえで非常に重要である。健康の維持増進および生活の質の向上を目的とするのであれば，栄養素レベルでの知識を得ることも必要だが，よりマクロな視点での料理・食事および食行動に関する知識の習得が求められる。

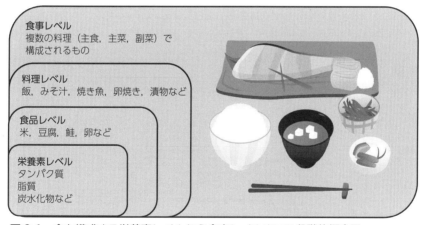

図 9-1　食を構成する栄養素レベルから食事レベルまでの段階的概念図

9.1 日本人の食生活推移

日本は，世界有数の健康長寿国であり，それを支えている1つの要因として食生活が挙げられる。戦後70年の間に食生活は大きく変化しており，今後の健康長寿延伸のために，食生活・栄養についての課題と現状について知っておく必要がある。

9.1.1 日本の食生活の変遷

　戦後の貧困状態にあった1945年に海外からの食糧援助を受けるための基礎資料を得る目的で連合国軍司令部（GHQ）の指令に基づき実施された調査が，初めての日本国民の栄養状態を把握した食事調査である。1952年からは栄養改善法に規定された国民栄養調査として世帯単位での摂取量を把握し，1995年からは比例案分法を用いた食物摂取状況調査において，個人単位での摂取量を求めるようになった。2003年からは健康増進法に規定された国民健康・栄養調査として，国民の健康の増進の総合的な推進を図るため，身体の状況，栄養摂取および生活習慣の状況を明らかにすることを目的として実施されている。

9.1.2 食品群別摂取量の年次推移

　1954年から約20年間にわたる高度経済成長期において，日本人の食生活も大きく変容し，多様化した。米・小麦・雑穀などの穀類やいも類の平均摂取量が減少した一方で，主菜（肉類・魚介類・卵類・大豆・その加工品），乳類，野菜類および果実類の摂取量が増加した（図9-2）。また，主菜のうち，とくに肉類と卵類の摂取量が急増した（図9-3）。1975年以降も引き続き，主菜，乳類，野菜類の摂取量は増加傾向である一方で，穀類の摂取量は減少傾向にある。しかし，2000年以降主菜摂取量は緩やかな減少傾向に転じた。その内訳をみると，肉類の摂取量は増加傾向を依然示すものの，伝統的な日本食の特徴の1つである魚介類および豆類の摂取量が減少していた。

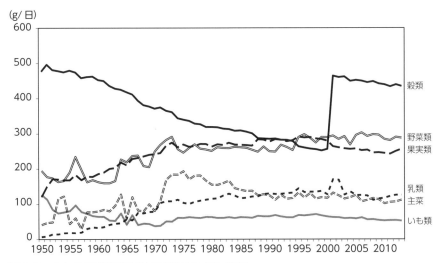

図9-2　主な食品群別摂取量の平均値の年次推移

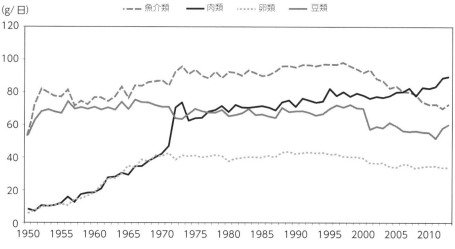

図 9-3 主菜摂取量の平均値の年次推移

9.1.3 エネルギー産生栄養素の年次推移

　エネルギー摂取量は，1970年代半ばまで増加の一途をたどっていたが，それ以降は減少に転じ，2005年には戦後直後の1946年と同程度となり，2010年にはさらに減少し続け，1,900kcal以下となった（図9-4）。戦後のエネルギー摂取量増加の背景には，脂質摂取量の顕著な増加があると考えられる。脂質は1gあたり9kcalであり，1970年代の脂質摂取量は1946年の約3倍に増大していた。その後のエネルギー摂取量の顕著な減少は，炭水化物摂取量の大幅な減少による影響が大きいと考えられる。この炭水化物摂取量の低下は，おもな供給源である米などの穀物摂取量の減少による。一方，同時期における脂質の摂取量には大きな変化はみられなかった。時代とともに

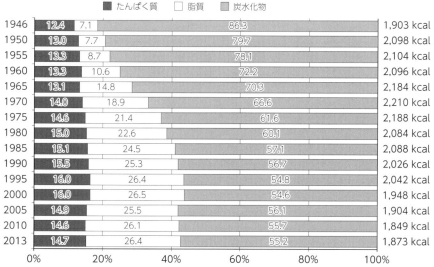

図 9-4 エネルギーの栄養素別構成比の平均値の年次推移

第
9
章

食と健康

脂質および炭水化物摂取量は大きく変化したが、たんぱく質摂取量はそれほど顕著な変化はしていない。

9.1.4 食料自給率

1960年の食料自給率は生産額ベースで90%以上であったが、現在は生産額ベースで65%、カロリーベースで39%と先進国と比べて低水準となっている（図9-5A）。穀物自給率も28%と低く、食料の大部分を海外に依存している（図9-5B）。

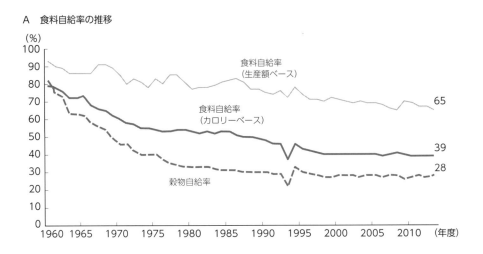

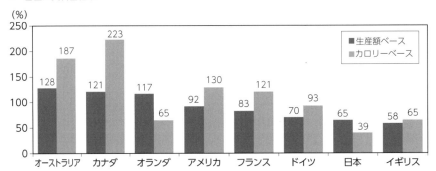

資料：農林水産省『食料需給表』，FAO "Food Balance Sheets" 等を基に農林水産省で試算。
注：1　数値は2009年（平成21年）であるが，日本は平成25年度。
　　2　各品目の国産単価及び輸入単価については，FAO（国際連合食料農業機関）のPriceSTAT及びTradeSTAT等より算出。
　　3　畜産物及び加工品については，輸入飼料・輸入原料を考慮。

図9-5　我が国における食料自給率の推移と諸外国との比較

9.1.5 和食

2013年12月に「和食：日本人の伝統的な食文化」がユネスコ無形文化遺産に登録された。日

本は世界一の健康長寿国であることからも，近年，諸外国から和食が再注目されている。ユネスコ無形文化遺産に登録された「和食」とは，特定の食事のことを意味するのではなく，①多様で新鮮な食材とその持ち味の尊重，②栄養バランスに優れた健康的な食生活，③自然の美しさや季節の移ろいの表現，④正月などの年中行事との密接な関わりの4点を特徴とした，食に関する慣習全般のこととして定義されている。そのなかで，「②栄養バランスに優れた健康的な食生活」の解説には，ご飯を主食とした"一汁三菜"が和食の基本であると言及している。

9.2 各栄養素の役割

栄養素は，たんぱく質，脂質，炭水化物（糖質）のマクロ栄養素と，ビタミン，ミネラルのミクロ栄養素に分かれている。マクロ栄養素を3大栄養素，それにミクロ栄養素を含めて5大栄養素といわれることがあるが，マクロ栄養素についてはエネルギー産生栄養素ともいう。

9.2.1 たんぱく質

たんぱく質は，筋肉，皮膚，内臓，髪の毛，爪，歯など，からだをつくる材料である。また，ホルモン，免疫抗体，酵素の原料でもある。約20種類のアミノ酸がさまざまに組み合わさって，10万種類以上のたんぱく質を構成しており，体内で合成できない9つのアミノ酸を必須アミノ酸といい，食事から摂る必要がある。

9.2.2 炭水化物

炭水化物は，消化吸収されるもの（糖質）とほとんどされないもの（食物繊維）に分類される。糖質は，主に脳や神経系のエネルギー源となる。また，同じようにエネルギーになる脂質に比べて燃焼が早く，体に吸収されるとすぐにエネルギーを産生する特徴がある。一方，食物繊維は老廃物を大便として体外へ排出する働きがあり，水溶性食物繊維と不溶性食物繊維に分類され，不溶性食物繊維は腸内善玉菌のエサになり，腸内環境を整えている。

9.2.3 脂質

脂質は，体を動かすエネルギー源として使われるほか，緊急事態に備えて脂肪として蓄えられている。また，体中の神経組織，細胞膜，ホルモンなどを作るのに欠かせない成分である。脂質は，脂肪酸から構成され，その種類により脂質の質が異なる。脂肪酸は，結合形態により，大きく飽和脂肪酸と不飽和脂肪酸に分けられ，そのうち生命の維持に不可欠だが体内で作ることができないものを必須脂肪酸と呼ぶ。また，コレステロールも脂質の一種であり，食事からの摂取だけでなく，体内（肝臓）で合成される。

9.2.4 ビタミン

　ビタミンは，体の調子を整えるのに欠かすことのできない栄養素で，13種類あり，体中での働きは種類によって異なる。必要な量は少ないが，人の体の中で作ることができなかったり，作られても量が十分ではなかったりするので，食べ物からとる必要がある。ビタミンは，水に溶ける水溶性ビタミンと，水に溶けず油脂に溶ける脂溶性ビタミンに大きく分けられる。

水溶性ビタミン

　水溶性ビタミンは，使われなかったぶんは尿などに排出されやすく，体の中にためておくことができないため，必要な量を毎日とることが大切である。ビタミンB_1，ビタミンB_2，ビタミンB_6，ビタミンB_{12}，ビタミンC，ナイアシン，パントテン酸，葉酸，ビオチンの9種類である。

脂溶性ビタミン

　脂溶性ビタミンは，油脂と一緒に摂取すると吸収率が上がる。体外に排出されにくく，体に蓄積されるため，とりすぎると過剰症になるおそれがある。ビタミンA，ビタミンD，ビタミンE，ビタミンKの4種類である。

9.2.5 ミネラル

　ミネラルは人体の機能調節や維持に欠かせない微量栄養素であり，このうち不可欠なものは必須ミネラルといわれ，16種類ある。ミネラルは体内で生成することができないため，日々の食生活で摂取する必要がある。カルシウム，リン，カリウム，ナトリウム，マグネシウム，塩素，イオウ，フッ素，鉄，ヨウ素，亜鉛，銅，マンガン，セレン，クロム，モリブデンが含まれる。

9.2.6 エネルギー

　食物に含まれるエネルギーは，食物を瞬時に燃焼（酸化）させ，発生する熱量を測定するボンベカロリメーターで評価できる。そこで得られた物理的燃焼値は，たんぱく質5.65 kcal/g，糖質4.1 kcal/g，脂質9.45 kcal/gである。ところが，食物は生体で酸化されてエネルギーを発生するが，たんぱく質の一部は生体内で酸化されず，若干のエネルギーを有したまま排泄される。また，栄養素ごとの消化吸収率も異なるため，それを考慮したおよその生理的燃焼値（生体利用エネルギー量）が用いられており，たんぱく質4 kcal/g，糖質4 kcal/g，脂質9 kcal/gとされている（アトウォーター係数）。なお，アルコールが産生するエネルギー量は7 kcal/gとして扱われている。後述の日本人の食事摂取基準（2020年版）では，エネルギー産生栄養素（P:F:C）バランスを設定し，たんぱく質（protein：P）13〜20エネルギー％，脂質（fat；F）20〜30エネルギー％，炭水化物（carbohydrate：C）50〜65エネルギー％を目標量としている。

COLUMN　肉を食べると糖尿病になる??

　昨今，世間では肉食系男子の減少が騒がれている一方で，日本人の肉の摂取量は欧米に比べると少ないものの，増加傾向にあり，糖尿病との関連が注目されている。牛肉や豚肉に多く含まれる鉄は，酸化ストレスや炎症を引き起こし，インスリン感受性を低下させることが知られ，欧米の疫学研究をまとめたメタ分析で，肉類，特に赤肉の摂取による糖尿病のリスク上昇が報告されている。日本の地域住民を対象にした大規模前向き研究である「多目的コホート研究（JPHC Study）」において，16項目の肉類の摂取について検討したところ，男性では肉類全体の摂取量が100g/日以上の群は，最も少ない群に比べ，糖尿病の発症リスクが1.36倍高かった（図）。種類別では，男性において，牛肉・豚肉といった赤肉の摂取が糖尿病のリスク上昇と関連していた。一方，ハム・ソーセージなどの加工肉と鳥肉の摂取は糖尿病リスクとの関連はみられなかった。女性では，肉類全体及び種類別の摂取量ともに統計学的に有意な糖尿病発症との関連は認めなかった。欧米の研究において，男性では肉の摂取と糖尿病リスク上昇との関連を一貫して認めている一方で，女性における研究結果は一致していない。肉の摂取に伴う糖代謝への影響には性差があるのかもしれない。肉類摂取と糖尿病リスクを結びつけるメカニズムとして，肉に多く含まれるヘム鉄や飽和脂肪酸，あるいは高温調理で生成される終末糖化産物やヘテロサイクリックアミンの糖代謝への悪影響が想定される。これらの研究結果から，「肉を食べるな」という教訓が得られると考える方もいるかもしれないが，そうではない。日本人の食べる肉の量は個人差が大きいため，「肉食は良いか悪いか」についてイエスかノーで決められるものではないのである。同様に，肉食系男子と草食系男子のどちらが良いかについても決められるものではない。

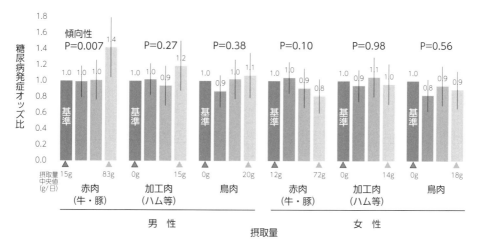

図　肉類の摂取と糖尿病発症リスクとの関連（JPHC Study より）

〔参考文献〕

Kurotani K et al. Red meat consumption is associated with the risk of type 2 diabetes in men but not in women: a Japan Public Health Center-based Prospective Study. Br J Nutr, 110: 1910-1918, 2013.

第9章　食と健康

9.3 食に関する日本の政策

栄養・食生活に関する国内の政策として，「食事摂取基準」，「食生活指針」，「食事バランスガイド」，「日本人の長寿を支える「健康な食事」のあり方」などが展開されている。科学的根拠に基づく栄養素レベルでの摂取基準から国民1人ひとりが実践するためのガイドラインまで，各施策は明確な段階的位置づけがなされている。これらについてまとめられた資料から，健康な食生活を送るための実践方法を学ぶことができる。

9.3.1 食事摂取基準

食事摂取基準は，健康な個人または集団を対象として，国民の健康の保持増進，エネルギー・栄養素の過不足の回避，生活習慣病の予防，過剰摂取による健康障害の回避を目的とし，エネルギー及び各栄養素の摂取量の基準を示すものである。昭和44（1969）年の策定から厚生省が行うこととなり，これ以降5年ごとに改定を行っている。「日本人の食事摂取基準（2015年版）」では，健康の保持・増進，生活習慣病の発症予防と共に重症化予防も視野に入れて策定を行っている。食事摂取基準（2020年度版）で基準値が策定されている栄養素を以下に示した。

日本人の食事摂取基準（2020年版）で基準値が策定されている栄養素等
・熱量（エネルギー）
・たんぱく質，脂質（脂質，飽和脂肪酸，n-6系脂肪酸，n-3系脂肪酸），炭水化物，食物繊維
・脂溶性ビタミン——ビタミンA，ビタミンD，ビタミンE，ビタミンK
・水溶性ビタミン——ビタミンB_1，ビタミンB_2，ナイアシン，ビタミンB_6，ビタミンB_{12}，葉酸，パントテン酸，ビオチン，ビタミンC
・多量ミネラル——ナトリウム，カリウム，カルシウム，マグネシウム，リン
・微量ミネラル——鉄，亜鉛，銅，マンガン，ヨウ素，セレン，クロム，モリブデン

食事摂取基準において，各栄養素は3つの目的からなる5つの指標を用いて基準値が定められている（図9-6）。具体的には，摂取不足の回避，過剰摂取による健康障害の回避，生活習慣病の予防を目的とし，推定平均必要量，推奨量，目安量，耐容上限量，目標量の指標が設定されている。各指標を理解するための概念図を図9-7に示した。

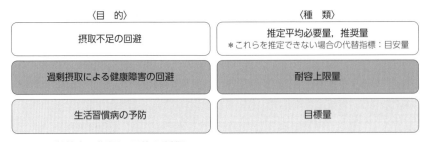

図 9-6 栄養素の指標の目的と種類

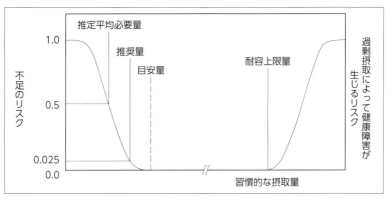

図 9-7 食事摂取基準の各指標を理解するための概念図

推定平均必要量（EAR：estimated average requirement）――ある対象集団において測定された必要量から，性，年齢階級別に必要量の平均を推定する。すなわち，当該集団に属する50％の人が必要量を満たすと推定される摂取量として定義される。

推奨量（RDA：recommended dietary allowance）――ある性，年齢階級に属するほとんどの人（97〜98％）が充足している量として定義される。理論的には，推定必要量の平均＋推定必要量の標準偏差（SD）の2倍（2SD）として算出される。

目安量（AI：adequate intake）――ある対象集団において，一定の栄養状態を維持するのに十分な量として定義される。十分な科学的根拠が得られず，推定平均必要量が算定できない場合に用いられる。

耐容上限量（UL：tolerable upper intake level）――過剰摂取による健康障害をもたらすリスクがないとみなされる習慣的な摂取量の上限を与える量として定義される。

目標量（DG：tentative dietary goal for preventing life-style related diseases）――生活習慣病の予防を目的として，現在の日本人が当面の目標とすべき摂取量として定義される。ある疾患のリスクやその代理となる生理指標の値が低くなると考えられる栄養状態が達成できる量として算定する。なお，目標量は図9-7で示されている概念とは異なる性質のものであるため，図内には示されていない。

9.3.2　食生活指針

　「食生活指針」は，1人ひとりの健康増進，生活の質の向上，食料の安定供給の確保などを図ることを目的として，2000年3月に当時の文部省，厚生省，農林水産省が3省合同で策定した。その後，2005年には食育基本法が制定され，2013年には「健康日本21（第二次）」が開始されるとともに，「和食；日本人の伝統的な食文化」がユネスコ無形文化遺産に登録されるなど，食生活に関する幅広い動きを踏まえ，2016年6月に「食生活指針」が改定された（表9-1）。この指針は，食料生産・流通から食卓，健康へと幅広く食生活全体を視野に入れた10項目とその実践のために取り組むべき2〜4個の具体的内容から構成されている。

　「食生活指針」では，1番目と10番目の項目の「……しましょう」という表現を用いて，まず，健全な食生活をどう楽しむか考え（Plan），2番目〜9番目の内容を実践する（Do）中で，食生活を振り返り（Check），改善する（Action）というPCDAサイクルの活用により，実践を積み重ねていくことを狙いとしている。また，2016年の改定では，肥満予防とともに高齢者の低栄養予防が重要な健康課題となっている状況を踏まえ，適度な身体活動量と食事量の確保の観点から「適度な運動とバランスのよい食事で，適正体重の維持を。」という項目の順番が7番目から3番目に変更された。また，脂肪については，量とともに質にも配慮するよう追記し，食塩摂取量については，日本人の食事摂取基準（2015年版）を踏まえて，男性で1日8g未満，女性で7g未満に目標値を変更した。

9.3.3　食事バランスガイド

　厚生労働省及び農林水産省において，「食生活指針」を具体的な行動に結びつけるものとして，2005年6月に作成・公表されたのが，「食事バランスガイド」である。食事バランスガイドは，1日に，「何を」，「どれだけ」食べたらよいかを考える際の参考になるよう，食事の望ましい組み合わせとおおよその量をコマのイラストでわかりやすく示している（図9-8）。食事バランスガイドでは，毎日の食事を主食／副菜／主菜／牛乳・乳製品／果物の5つに区分し，区分ごとに「つ（SV）」という単位を用いている。また，欠かすことのできない水・お茶をコマの軸，菓子・嗜好飲料をコマのヒモとして，運動は回転することでコマが安定するように，イラストで表現している。油脂・調味料については，基本的に料理の中に使用されているものであることから，イラストとして表現しておらず，料理を選ぶ際には，エネルギー，脂質，塩分の表示を併せてチェックすることが大切である。必要な食事の量とバランスは，性，年齢，身体活動量により異なる。例えば，18歳で活動量が「ふつう」の男性なら，1日に必要なエネルギーは2,400〜3,000kcalである。5つの料理区分の数え方は図9-8のとおりで，必要なエネルギーに応じて各料理区分の「つ（SV）」が異なる。

表9-1　食生活指針10項目

食事を楽しみましょう
　毎日の食事で，健康寿命をのばしましょう
　おいしい食事を，味わいながらゆっくりよく噛んで食べましょう
　家族の団らんや人との交流を大切に，また，食事づくりに参加しましょう

1日の食事のリズムから，健やかな生活リズムを
　朝食で，いきいきした1日を始めましょう
　夜食や間食はとりすぎないようにしましょう
　飲酒はほどほどにしましょう

適度な運動とバランスのよい食事で，適正体重の維持を
　普段から体重を量り，食事量に気をつけましょう
　普段から意識して身体を動かすようにしましょう
　無理な減量はやめましょう
　特に若年女性のやせ，高齢者の低栄養にも気をつけましょう

主食，主菜，副菜を基本に，食事のバランスを
　多様な食品を組み合わせましょう
　調理方法が偏らないようにしましょう
　手作りと外食や加工食品・調理食品を上手に組み合わせましょう

ごはんなどの穀類をしっかりと
　穀類を毎食とって，糖質からのエネルギー摂取を適正に保ちましょう
　日本の気候・風土に適している米などの穀類を利用しましょう

野菜・果物，牛乳・乳製品，豆類，魚なども組み合わせて
　たっぷり野菜と毎日の果物で，ビタミン，ミネラル，食物繊維をとりましょう
　牛乳・乳製品，緑黄色野菜，豆類，小魚などで，カルシウムを十分にとりましょう

食塩は控えめに，脂肪は質と量を考えて
　食塩の多い食品や料理を控えめにしましょう
　食塩摂取量の目標値は，男性で1日8g未満，女性で7g未満とされています
　動物，植物，魚由来の脂肪をバランスよくとりましょう
　栄養成分表示を見て，食品や外食を選ぶ習慣を身につけましょう

日本の食文化や地域の産物を活かし，郷土の味の継承を
　「和食」をはじめとした日本の食文化を大切にして，日々の食生活に活かしましょう
　地域の産物や旬の素材を使うとともに，行事食を取り入れながら，自然の恵みや四季の変化を楽しみましょう
　食材に関する知識や調理技術を身につけましょう
　地域や家庭で受け継がれてきた料理や作法を伝えていきましょう

食料資源を大切に，無駄や廃棄の少ない食生活を
　まだ食べられるのに廃棄されている食品ロスを減らしましょう
　調理や保存を上手にして，食べ残しのない適量を心がけましょう
　賞味期限や消費期限を考えて利用しましょう

「食」に関する理解を深め，食生活を見直してみましょう
　子供のころから，食生活を大切にしましょう
　家庭や学校，地域で，食品の安全性を含めた「食」に関する知識や理解を深め，望ましい習慣を身につけましょう
　家族や仲間と，食生活を考えたり，話し合ったりしてみましょう
　自分たちの健康目標をつくり，よりよい食生活を目指しましょう

（文部科学省，厚生労働省，農林水産省　2016改定）

第9章 食と健康

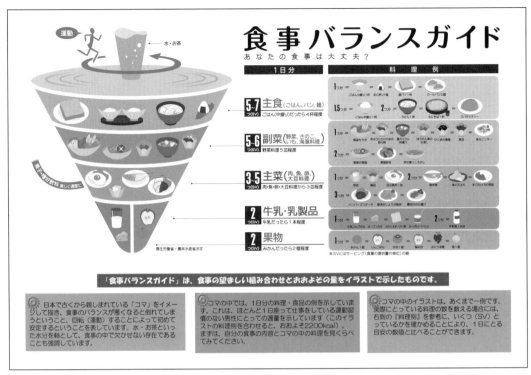

図9-8　食事バランスガイドの解説パンフレット（厚生労働省，農林水産省）

9.3.4　日本人の長寿を支える「健康な食事」のあり方

　2014年6月に，厚生労働省が日本人の長寿を支える「健康な食事」のあり方に関する検討会を立ち上げ，2015年10月にその報告書が公表された。この検討会による大きな成果は，「健康な食事」のとらえ方と構成している要因例がまとめられたことと，食事パターンに関する1食単位での基準策定がなされたことである。

「健康な食事」のとらえ方と構成している要因例

　「健康な食事」は，身体状況，栄養素摂取，食品の種類や組合せ，料理，調理，食べ方，おいしさ，食べる楽しみ，生活，食料生産・流通，自然環境，地域性，食文化，情報提供・共有，教育・体験と多様な要素から成り立っている（図9-9）。これらを食に関わる行動の面から整理すると，食べる，つくる，伝え合うという3つの面から整理できる。"食べる"は，何を，どのように，誰と食べるかといったこと，"つくる"は調理だけでなく，食品を選択したり，食事を準備したり，食卓を整えたりすること，"伝え合う"は食に関する知識や技術，情報を共有したり，学んだり，教えたりするといったことである。図9-10にライフステージごとの「健康な食事」のあり方の例を示した。

社会・経済

自然　　地 域 力 の 維 持 ・ 向 上　　文化

食料生産・流通
・地域特性を生かした食料の安定供給と
　持続可能なフードシステム
・良質な食品を供給する生産、加工、流通、販売の
　フードシステム
・多様な地域産物と暮らしのつながり（自然との共生）

食文化
・日本の優れた食文化
・地域の気候・風土に根ざした
　特色のある食文化
・地域の食材を生かす工夫や知恵の伝承と、
　新たな料理の創造

生活・暮らし
・無理なく続けられる生活　・生きがいのもてる暮らし
・人と人とのつながり（助け合い、共食など）
・栄養、運動、休養のバランスのとれた生活

食物へのアクセス（食物の入手しやすさ）
・多様な食品を選択できる環境
・食料へアクセスしやすい環境
　（食料品販売店舗との距離や移動手段など）
・入手しやすい適切な価格
・配食（食材宅配）サービスの体制整備

情報へのアクセス（情報づくり・共有）
・食をめぐる基本情報が共有できる環境
・栄養や健康づくりに関する正しく分かりやすい情報づくり
・食料、食品をめぐる情報のギャップ（生産者
　と消費者のもつ情報の正確性や量の差）の解消
・消費者のニーズに合った分かりやすい表示
・出版文化の発達（料理・食文化関係書の普及）

食の場面
選び方・整え方・食べ方
・心地良い食卓、楽しい食卓（共食など）
・適切な情報に基づいた食品や食事の選び方・整え方・食べ方
・多様なライフスタイルに応じた選び方・整え方・食べ方
・目的や対象に応じた選び方・整え方・食べ方
・嗜好に合ったメニューを味わえる食事
・よく噛んで味わえる食事
・規則的な食事のリズム

食材
・安全、安心な食品

・多様な食材の利用

・旬の食材の利用

・地域産物の利用

調理
・目的や対象に応じた
　調理方法、盛りつけ方
・食材や素材の味の
　生きる調理方法
・味のバランスや多彩な食感
・手軽さと手間をかけることの
　バランス
・使い勝手のよい道具の
　開発・普及

教育・体験
・望ましい食習慣の形成
・豊かな食体験、学習
・食嗜好の形成
・食事観の形成

食に関する知識・スキル
・適切な食事を実践するための知識、スキル等

食事観
・適切な食事の実践、継続するための食事観

食嗜好
・適切な食事の実践、継続するための食嗜好

おいしさ　楽しみ
・楽しく食事を続けられるおいしさ
・楽しみとしての食事
（高齢になっても変わらない食べる楽しみ）

栄養バランス
・主食、主菜、副菜がそろうバランスの良い食事　　・古典的な日本食から減塩した食事
・多様な食品の摂取　　・低精製度の穀類の利用　　・たんぱく質の適切な摂取　　・多様な野菜の十分な摂取
・適切なエネルギー及び栄養素

健康
・健やかな発育・発達
・生活習慣病の予防
・加齢に伴う身体・口腔機能の低下の抑制
・健康寿命の延伸

健 康 ・ Q O L （ 生 活 の 質 ） の 維 持 ・ 向 上

図 9-9　日本人の長寿を支える「健康な食事」を構成している要因例
（厚生労働省　日本人の長寿を支える「健康な食事」のあり方に関する検討会　報告書）

第 **9** 章　食と健康

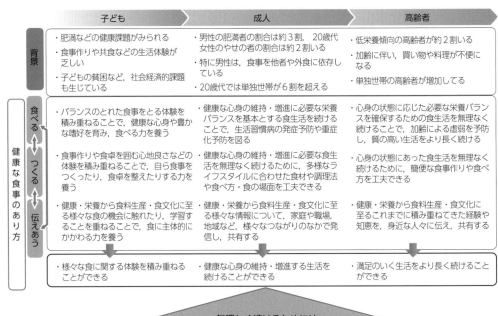

図9-10 ライフステージごとの「健康な食事」のあり方の例
(厚生労働省 日本人の長寿を支える「健康な食事」のあり方に関する検討会 報告書)

█ 1食当たりの料理を基本とする食事パターンの基準

　これまで料理の枠組みは「主食」,「主菜」,「副菜」として扱われてきたが,「健康な食事」のあり方検討会において, より適切な手順による基準策定が行われた経緯から, 別の名称（料理区分Ⅰ〜Ⅲ）が提案された。ただし, 実際には「主食」,「主菜」,「副菜」と料理区分Ⅰ〜Ⅲは対応しており, 同様の位置づけで扱うことができる（図9-11）。なお, 図9-12は生活習慣病予防その他の健康増進を目的として提供する食事の目安として提示されたものであり, 1食当たりの基本となる食事パターンの参考になる。

食品群	食品サブ グループ	エネルギー・ 栄養素の特性	各食品群のエネル ギー・栄養素の特性 を勘案した料理を基 本とする食事パター ンの枠組みと，各料 理区分に期待される 役割	主食，主菜，副菜の 料理の枠組み
穀類	・精白めし， 　パン， 　めん類 ・精製度の 　低い穀類	炭水化物を多く含 み，エネルギーの主 な摂取源となる．食 物繊維の摂取も期待 できる	〔料理Ⅰ〕 炭水化物，食物繊維 の適切な摂取 ＊精製度の低い穀類 　を一定割合利用	〔主食〕 米，パン，めん類な どの穀類を主材料と する料理で，主とし て炭水化物等の供給 源となる
魚，肉，卵， 大豆・大豆製品	・魚介類 ・肉類 ・卵類 ・大豆・ 　大豆製品	たんぱく質，脂質を 多く含み，エネル ギーの主な摂取源と なる	〔料理Ⅱ〕 たんぱく質，脂質の 適切な摂取 ＊食材の種類による 　含有量の違いを考 　慮	〔主菜〕 魚や肉，卵，大豆・ 大豆製品などを使っ た副食の中心となる 料理で，主として良 質なたんぱく質や脂 肪の供給源となる。
野菜，いも， きのこ，海藻類	・緑黄色野菜 ・その他の 　野菜 ・いも類 ・きのこ類 ・海藻類 ・種実類	カリウムなどのミネ ラルや，食物繊維の 主な摂取源である	〔料理Ⅲ〕 ビタミンやカリウム などのミネラル，食 物繊維の適切な摂取 ＊食事に多様性や変 　化を与える	〔副菜〕 主菜につけあわせる 野菜などを使った料 理で，主食と主菜に 不足するビタミン， ミネラル，食物繊維 などを補う重要な役 割を果たす

図9-11　食品群のエネルギー・栄養素の特性を勘案した料理区分と主食，主菜，副菜の料理の枠組み
（厚生労働省　日本人の長寿を支える「健康な食事」のあり方に関する検討会　報告書）

第**9**章　食と健康

	一般女性や中高年男性で，生活習慣病の予防に取り組みたい人向け 650kcal 未満	一般男性や身体活動量の多い女性で，生活習慣病の予防に取り組みたい人向け 650〜850kcal
主食（料理Ⅰ）の目安	穀物由来の炭水化物は40〜70g	穀物由来の炭水化物は70〜95g
主菜（料理Ⅱ）の目安	魚介類，肉類，卵類，大豆・大豆製品由来のたんぱく質は10〜17g	魚介類，肉類，卵類，大豆・大豆製品由来のたんぱく質は17〜28g
副菜（料理Ⅲ）の目安	緑黄色野菜を含む2種類以上の野菜（いも類，きのこ類・海藻類も含む）は120〜200g	緑黄色野菜を含む2種類以上の野菜（いも類，きのこ類・海藻類も含む）は120〜200g
牛乳・乳製品，果物の目安	牛乳・乳製品及び果物は，容器入りあるいは丸ごとで提供される場合の1回提供量を目安とする 　牛乳・乳製品：100〜200g 又は ml（エネルギー 150kcal 未満＊） 　果物：100〜200g（エネルギー 100kcal 未満＊） ＊これらのエネルギー量は，650kcal 未満，または650〜850kcal に含めない	
料理全体の目安	〔エネルギー〕 ○料理Ⅰ，Ⅱ，Ⅲを組み合わせる場合のエネルギー量は650kcal 未満 ○単品の場合は，料理Ⅰ：300kcal 未満，料理Ⅱ：250kcal 未満，料理Ⅲ：150kcal 未満 〔食塩〕 ○料理Ⅰ，Ⅱ，Ⅲを組み合わせる場合の食塩含有量（食塩相当量）は3g 未満（当面3gを超える場合は，従来品と比べ10％以上の低減） ○単品の場合は，食塩の使用を控えめにすること（当面1gを超える場合は，従来品と比べ10％の低減） ※1　エネルギー，食塩相当量について，見えやすいところにわかりやすく情報提供すること ※2　不足しがちな食物繊維など栄養バランスを確保する観点から，精製度の低い穀類や野菜類，いも類，きのこ類，海藻類など多様な食材を利用することが望ましい	〔エネルギー〕 ○料理Ⅰ，Ⅱ，Ⅲを組み合わせる場合のエネルギー量は650〜850kcal 未満 ○単品の場合は，料理Ⅰ：400kcal 未満，料理Ⅱ：300kcal 未満，料理Ⅲ：150kcal 未満 〔食塩〕 ○料理Ⅰ，Ⅱ，Ⅲを組み合わせる場合の食塩含有量（食塩相当量）は3.5g 未満（当面3.5gを超える場合は，従来品と比べ10％以上の低減） ○単品の場合は，食塩の使用を控えめにすること（当面1gを超える場合は，従来品と比べ10％の低減） ※1　エネルギー，食塩相当量について，見えやすいところにわかりやすく情報提供すること ※2　当該商品を提供する際には，「しっかりと身体を動かし，しっかり食べる」ことについて情報提供すること

図9-12　生活習慣病予防その他の健康増進を目的として提供する食事の目安
（厚生労働省　日本人の長寿を支える「健康な食事」のあり方に関する検討会　報告書）

9.4 エネルギー産生栄養素（P:F:C）バランスと健康

9.4.1 日本型食生活

　日本型食生活とは，ごはんを中心に，魚，肉，牛乳・乳製品，野菜，海藻，豆類，果物，茶など多様な副食などを組み合わせた食生活のことをいう。ごはんと汁にバラエティのあるおかずを組み合わせた一汁三菜の和食の基本形というべきものであり，1975年頃に日本人が平均的にとっていた健康的で栄養バランスのとれた食事スタイルである。P:F:Cバランスから日本人の食生活をみると，1975年頃に比べて2000年以降は炭水化物の摂取量が減少し，脂質の摂取量が増えているが，欧米諸国と比べると，総エネルギー摂取量に対する炭水化物の摂取比率は現在も高く，いわゆる高糖質食の傾向にある（表9-2）。

表9-2　PFC供給比率の諸外国との比較

	PFC 供給熱量比率（%）		
	たんぱく質	脂質	糖質（炭水化物）
アメリカ（2011）	12.4	41.8	45.8
カナダ（2011）	12.3	40.9	46.8
ドイツ（2011）	12.2	40.1	47.7
スペイン（2011）	13.2	47.7	39.0
フランス（2011）	12.9	43.7	43.4
イタリア（2011）	12.5	41.1	46.3
オランダ（2011）	14.0	35.2	50.9
スウェーデン（2011）	13.8	39.5	46.7
イギリス（2011）	12.3	38.4	49.3
スイス（2011）	11.0	43.0	46.0
オーストラリア（2011）	13.0	44.1	42.9
日本　（2011）（2012）（2013）	13.0	28.6	58.4
	13.1	28.6	58.3
	13.0	28.6	58.4

注：PFC供給熱量比率は，たんぱく質（Protein），脂質（Fat），糖質（炭水化物）（Carbohydrate）の比率
資料：農林水産省『食料需給表』（平成25年度）
（厚生労働省『日本人の長寿を支える「健康な食事」のあり方に関する検討会　報告書』）

9.4.2 P:F:Cバランスと減量効果

　近年，低炭水化物（低糖質）食による減量（ダイエット）の有用性が唱えられている。低炭水化物食にも，かなり制限が厳しいもの（総エネルギー摂取量の10%以下）から緩やかなもの（26〜45%）まである。低炭水化物食は，もともと血糖コントロールの観点から糖尿病治療のために検討されてきた背景がある[1]。一方，日本人は欧米人と比べて高炭水化物傾向の食事をとっているにもかかわらず，痩せの傾向にあることも事実である。そこで，高糖質食と低糖質食のダイエットに対

する有用性について1つの介入研究[2]をもとに考えてみる。肥満者約800名を対象に，P:F:Cバランスが異なる4つの群に分けて，2年間の減量効果について追跡した（図9-13）。A群は炭水化物の摂取比率が高く，1970年頃の日本人の食習慣と似ている。B群はA群よりもたんぱく質の摂取比率が高く，その分炭水化物の摂取比率が低い。C群は脂質の摂取比率が高く，欧米型の食習慣といえ，ゆるやかな糖質制限食に該当する。D群はC群よりもたんぱく質の摂取比率が高く，炭水化物の摂取比率が低い。結果は4群間にほとんど違いがなかったというものであった。すなわち，どの栄養素からエネルギーを摂るかはあまり関係なく，エネルギー摂取量（正確にはエネルギー消費量とのバランス）が同じであれば体重減少に差がないことが示唆された。この研究の中で，体重減少量に寄与するその他の要因についても検討しており，減量プログラムへの参加率が関連していた。生理学的要因よりもダイエットに対する熱意・行動がより結果に強く影響するという結果である（図9-14）。また，結果に影響を与える要因のひとつとして，指示された食事方法を長期間遵守することが難しいため，多くの人が少しずつ元々行っていた食習慣に近づいてしまうことも理解していなければいけない。

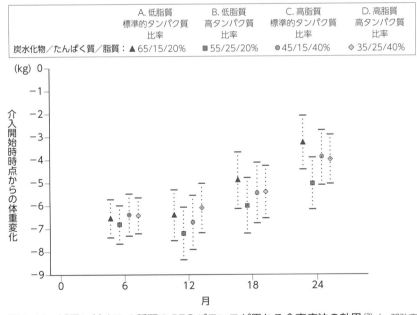

図9-13 減量に対する4種類のPFCバランスが異なる食事療法の効果[2]（一部改変）

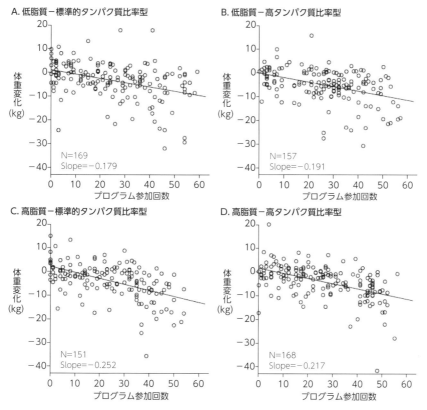

図 9-14　２年間での減量効果とプログラム参加回数との関係[2]（一部改変）

9.4.3 糖質制限と健康

　極度な糖質制限については安全性を危惧する複数の研究報告がある[3]。アメリカ，ハーバード大学が実施した，男性4.5万人，女性8.5万人を対象とした炭水化物制限スコアと死亡リスクとの関連を調査した疫学研究を例にあげる（図9-15）。炭水化物の制限を１〜10段階にスコア化し，死亡リスク比（ハザード比）を男女で検討したところ，男性において，スコア１（炭水化物から約61％）に対してスコア10（炭水化物から約35％）の群ではリスクが約1.2倍にあがっていた。一方，女性では差が認められなかった。さらに対象者を，炭水化物の制限レベルに加えて，動物性または植物性からの脂質・タンパク質摂取レベルも考慮して検討した。その結果，炭水化物の制限が厳しくなっても，植物性脂質・たんぱく質の摂取量が同時に増えれば，死亡リスクは男女ともに高くならなかった，一方，炭水化物制限スコアとともに，動物性脂質・たんぱく質の摂取量が同時に増えると，男女ともに死亡リスクが高くなる結果が得られた。これらのことから，極端な糖質制限食の安全性と効果的については明確な結論が得られていない。特に，安全性について長期間の観察が必要なため，すぐに確認することは難しい。極端な方法は避け，ガイドラインに準じたバランスの良い

食生活を心掛けることが肝要である。ちなみに，３つの大規模コホート研究の解析結果では，長期間の体重変動に関連する食品として，体重減少に関連する食品に野菜，ナッツ，全粒粉の穀物，フルーツ，ヨーグルト，体重増加に関連する食品にポテトチップス，ポテトフライ，加工肉，赤肉，バター，スイーツ，精製された穀物，清涼飲料水，フルーツジュースが抽出された（図9-16）。

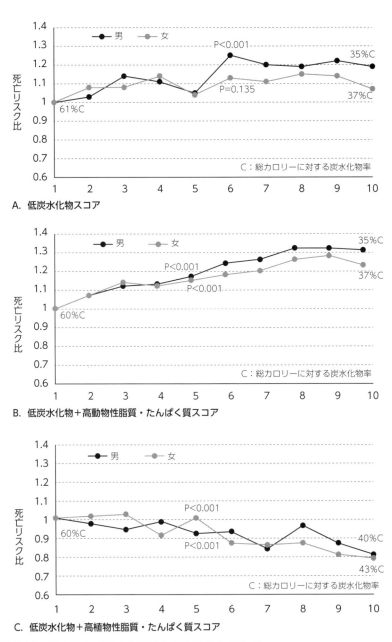

A. 低炭水化物スコア

B. 低炭水化物＋高動物性脂質・たんぱく質スコア

C. 低炭水化物＋高植物性脂質・たんぱく質スコア

図 9-15　炭水化物制限による死亡リスク[3]（一部改変）

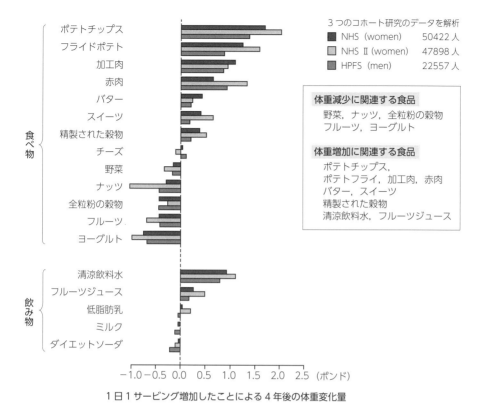

図 9-16 長期間（4年間）の体重変動に関連する食品 （Mozaffarian et al, N Eng J Med, 2011 を一部改変）

9.5 食塩摂取と健康

　日本人のナトリウム摂取量は，食塩摂取量に依存し，その摂取レベルは高く，通常の食生活では不足や欠乏の可能性はほとんどない。通常の食事による主なナトリウムの摂取源は，食塩（塩化ナトリウム）及び食塩を含有する調味料である。食塩相当量を通称として食塩と呼ぶこともあり，塩分という呼び方も用いられている。

　成人の目標量は，実現可能性を考慮し，2012年のWHOのガイドラインで推奨している5g/ 日と平成28年国民健康・栄養調査における摂取量の中央値との中間値としている（表9-3）。食塩摂取量のコントロールは高血圧および慢性腎臓病の発症，重症化予防に重要である。

表9-3 ナトリウムの目標量（食塩相当量：g/日）を算定した方法

性別	男性				女性			
年齢（歳）	(A)	(B)	(C)	目標量	(A)	(B)	(C)	目標量
1〜2	1.5	4.1	2.8	3.0	1.4	4.2	2.8	3.0
3〜5	1.9	5.2	3.6	3.5	1.9	5.4	3.7	3.5
6〜7	2.4	6.7	4.6	4.5	2.4	6.7	4.5	4.5
8〜9	2.9	7.5	5.2	5.0	2.8	7.6	5.2	5.0
10〜11	3.4	8.7	6.1	6.0	3.5	8.4	6.0	6.0
12〜14	4.4	9.8	7.1	7.0	4.3	8.5	6.4	6.5
15〜17	5.1	10.1	7.6	7.5	4.6	8.2	6.4	6.5
18〜29	5.0	9.6	7.3	7.5	5.0	8.2	6.6	6.5
30〜49	5.0	10.0	7.5	7.5	5.0	8.3	6.7	6.5
50〜64	5.0	10.5	7.8	7.5	5.0	8.9	7.0	7.0 ↓
65〜74	5.0	10.7	7.9	8.0 ↓	5.0	9.2	7.1	7.0 ↓
75以上	5.0	10.1	7.6	7.5	5.0	8.8	6.9	7.0 ↓

(A) 2012年のWHOのガイドラインが推奨している摂取量（この値未満）。小児（1〜17歳）は参照体重を用いて外挿した。
(B) 平成28年国民健康・栄養調査における摂取量の中央値。
(C) （A）と（B）の中間値。
(D) （C）を小数第一位の数字を0又は5に丸めた値。↓はその後，下方に（8.0を7.5に，又は7.0を6.5に）平滑化を施したことを示す。これを目標量とした。

（日本人の食事摂取基準 2020年版）

9.6 飲酒と健康

2018年に報告された195カ国のデータを統合したメタ・アナリシスでは，飲酒が関連するあらゆる健康障害を総合的に考慮すると，アルコールとして10g/日を超えるアルコール摂取は健康障害のリスクであり，10g/日未満であってもそのリスクが下がるわけではないと報告している[4]。また，83のコホート研究をまとめたメタ・アナリシスでは，総死亡率を低く保つための上限の閾値を100g/週（350mlのアルコール度数5％のビールを7本程度に相当）としている[5]。これまで飲酒は適量であれば健康に良いという風潮であったが，近年は少量であっても体を害するとの見解へと変わっている。

〔引用文献〕

(1) Feinman RD. Fad diets in the treatment of diabetes. Curr Diab Rep. 11 (2)：128-35, 2011

(2) Sacks FM, Bray GA, Carey VJ, Smith SR, Ryan DH, Anton SD, McManus K, Champagne CM, Bishop LM, Laranjo N, Leboff MS, Rood JC, de Jonge L, Greenway FL, Loria CM, Obarzanek E, Williamson DA. Comparison of weight-loss diets with different compositions of fat, protein, and carbohydrates. N Engl J Med. 26; 360 (9)：859-73, 2009

(3) Fung TT, van Dam RM, Hankinson SE, Stampfer M, Willett WC, Hu FB. Low-carbohydrate diets and all-cause and cause-specific mortality: two cohort studies. Ann Intern Med. 7; 153 (5)：289-98, 2010

(4) GBD 2016 Alcohol Collaborators. Alcohol use and burden for 195 countries and territories, 1990-2016: a systematic analysis for the Global Burden of Disease Study 2016. Lancet 2018; 392: 1015–35.

(5) Wood AM, Kaptoge S, Butterworth AS, et al. Risk thresholds for alcohol consumption: combined analysis of individual-participant data for 599,912 current drinkers in 83 prospective studies. Lancet 2018; 391: 1513–23.

〔参考文献〕

酒井徹，郡俊之，山本茂（編）「公衆栄養学（第6版）」講談社サイエンティフィク，2019

渡邊令子，伊藤節子，瀧本秀美（編）「応用栄養学（第7版）」南江堂，2020

厚生労働省 日本人の食事摂取基準（2020年版） https://www.mhlw.go.jp/content/10904750/000586553.pdf

厚生労働省 日本人の長寿を支える「健康な食事」のあり方に関する検討会 http://www.mhlw.go.jp/stf/shingi2/0000059931.html

厚生労働省 令和元年「国民健康・栄養調査」の結果 https://www.mhlw.go.jp/stf/newpage_14156.html

農林水産省 食事バランスガイド http://www.maff.go.jp/j/balance_guide/

農林水産省 食生活指針について http://www.maff.go.jp/j/syokuiku/shishinn.html

農林水産省 和食文化の保護・継承について http://www.maff.go.jp/j/keikaku/syokubunka/culture/index.html

　「筋力トレーニングで筋肉量を増やすと基礎代謝量があがって痩せるのか？」という疑問に対して，ある1つの有名な研究論文から考えてみる。図C-2は基礎代謝に対する組織・臓器別の代謝量を明らかにしたものである。この図からわかることは，重量がそれほど多くない心臓，腎臓，肝臓，脳による貢献度が高いということである。一方で，脂肪や筋肉は重量が多いものの，単位代謝量が低いので，期待よりも貢献度が低い結果となっている。筋肉を1kg増やすためには，筋肥大型の筋力トレーニングをある程度の頻度，日数行う必要がある。それでも筋肉1kgにつき1日あたりで増やすことができるエネルギー消費量は基礎代謝量として換算すると数十kcalであり，筋力トレーニングによる痩せることへの効果を提唱するのはそう簡単ではないのかもしれない。

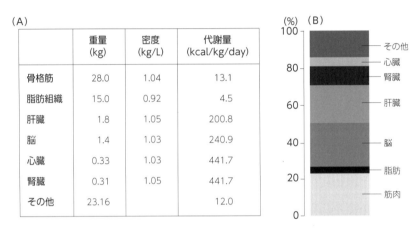

図 C-2　基礎代謝量に対する組織・臓器別の代謝量（A）および貢献度（B）
基礎代謝：生命維持のために必要とされる最小限のエネルギー代謝量のこと

〔参考文献〕
Gallagher D et al. Organ-tissue mass measurement allows modeling of REE and metabolically active tissue mass. Am J Physiol. 275: E249-58, 1998

資 料	文部科学省 新体力テスト　得点表および総合評価

12歳～19歳対象テスト（8種目）の得点表および総合評価

テストの得点表および総合評価
1　項目別得点表により，記録を採点する。
2　各項目の得点を合計し，総合評価をする。

項目別得点表
男子

得点	握力	上体起こし	長座体前屈	反復横とび	持久走	20m シャトルラン	50m走	立ち幅とび	ハンドボール投げ	得点
10	56kg以上	35回以上	64cm以上	63点以上	4'59"以下	125回以上	6.6秒以下	265cm以上	37m以上	10
9	51～55	33～34	58～63	60～62	5'00"～5'16"	113～124	6.7～6.8	254～264	34～36	9
8	47～50	30～32	53～57	56～59	5'17"～5'33"	102～112	6.9～7.0	242～253	31～33	8
7	43～46	27～29	49～52	53～55	5'34"～5'55"	90～101	7.1～7.2	230～241	28～30	7
6	38～42	25～26	44～48	49～52	5'56"～6'22"	76～89	7.3～7.5	218～229	25～27	6
5	33～37	22～24	39～43	45～48	6'23"～6'50"	63～75	7.6～7.9	203～217	22～24	5
4	28～32	19～21	33～38	41～44	6'51"～7'30"	51～62	8.0～8.4	188～202	19～21	4
3	23～27	16～18	28～32	37～40	7'31"～8'19"	37～50	8.5～9.0	170～187	16～18	3
2	18～22	13～15	21～27	30～36	8'20"～9'20"	26～36	9.1～9.7	150～169	13～15	2
1	17kg以下	12回以下	20cm以下	29点以下	9'21"以上	25回以下	9.8秒以上	149cm以下	12m以下	1

女子

得点	握力	上体起こし	長座体前屈	反復横とび	持久走	20m シャトルラン	50m走	立ち幅とび	ハンドボール投げ	得点
10	36kg以上	29回以上	63cm以上	53点以上	3'49"以下	88回以上	7.7秒以下	210cm以上	23m以上	10
9	33～35	26～28	58～62	50～52	3'50"～4'02"	76～87	7.8～8.0	200～209	20～22	9
8	30～32	23～25	54～57	48～49	4'03"～4'19"	64～75	8.1～8.3	190～199	18～19	8
7	28～29	20～22	50～53	45～47	4'20"～4'37"	54～63	8.4～8.6	179～189	16～17	7
6	25～27	18～19	45～49	42～44	4'38"～4'56"	44～53	8.7～8.9	168～178	14～15	6
5	23～24	15～17	40～44	39～41	4'57"～5'18"	35～43	9.0～9.3	157～167	12～13	5
4	20～22	13～14	35～39	36～38	5'19"～5'42"	27～34	9.4～9.8	145～156	11	4
3	17～19	11～12	30～34	32～35	5'43"～6'14"	21～26	9.9～10.3	132～144	10	3
2	14～16	8～10	23～29	27～31	6'15"～6'57"	15～20	10.4～11.2	118～131	8～9	2
1	13kg以下	7回以下	22cm以下	26点以下	6'58"以上	14回以下	11.3秒以上	117cm以下	7m以下	1

総合評価基準表

段階	12歳	13歳	14歳	15歳	16歳	17歳	18歳	19歳	段階
A	51以上	57以上	60以上	61以上	63以上	65以上	65以上	65以上	A
B	41～50	47～56	51～59	52～60	53～62	54～64	54～64	54～64	B
C	32～40	37～46	41～50	41～51	42～52	43～53	43～53	43～53	C
D	22～31	27～36	31～40	31～40	31～41	31～42	31～42	31～42	D
E	21以下	26以下	30以下	30以下	30以下	30以下	30以下	30以下	E

資 料

テストの得点表および総合評価

1 　項目別得点表により，記録を採点する。
2 　各項目の得点を合計し，総合評価をする。
3 　体力年齢判定基準表により，体力年齢を判定する。

項目別得点表

男子

得点	握力	上体起こし	長座体前屈	反復横とび	急歩	20m シャトルラン	立ち幅とび	得点
10	62kg以上	33回以上	61cm以上	60点以上	8'47"以下	95回以上	260cm以上	10
9	58～61	30～32	56～60	57～59	8'48"～9'41"	81～94	248～259	9
8	54～57	27～29	51～55	53～56	9'42"～10'33"	67～80	236～247	8
7	50～53	24～26	47～50	49～52	10'34"～11'23"	54～66	223～235	7
6	47～49	21～23	43～46	45～48	11'24"～12'11"	43～53	210～222	6
5	44～46	18～20	38～42	41～44	12'12"～12'56"	32～42	195～209	5
4	41～43	15～17	33～37	36～40	12'57"～13'40"	24～31	180～194	4
3	37～40	12～14	27～32	31～35	13'41"～14'29"	18～23	162～179	3
2	32～36	9～11	21～26	24～30	14'30"～15'27"	12～17	143～161	2
1	31kg以下	8回以下	20cm以下	23点以下	15'28"以上	11回以下	142cm以下	1

女子

得点	握力	上体起こし	長座体前屈	反復横とび	急歩	20m シャトルラン	立ち幅とび	得点
10	39kg以上	25回以上	60cm以上	52点以上	7'14"以下	62回以上	202cm以上	10
9	36～38	23～24	56～59	49～51	7'15"～7'40"	50～61	191～201	9
8	34～35	20～22	52～55	46～48	7'41"～8'06"	41～49	180～190	8
7	31～33	18～19	48～51	43～45	8'07"～8'32"	32～40	170～179	7
6	29～30	15～17	44～47	40～42	8'33"～8'59"	25～31	158～169	6
5	26～28	12～14	40～43	36～39	9'00"～9'27"	19～24	143～157	5
4	24～25	9～11	36～39	32～35	9'28"～9'59"	14～18	128～142	4
3	21～23	5～8	31～35	27～31	10'00"～10'33"	10～13	113～127	3
2	19～20	1～4	25～30	20～26	10'34"～11'37"	8～9	98～112	2
1	18kg以下	0回	24cm以下	19点以下	11'38"以上	7回以下	97cm以下	1

総合評価基準表

段階	20歳～24歳	25歳～29歳	30歳～34歳	35歳～39歳	40歳～44歳	45歳～49歳	50歳～54歳	55歳～59歳	60歳～64歳	段階
A	50以上	49以上	49以上	48以上	46以上	43以上	40以上	37以上	33以上	A
B	44～49	43～48	42～48	41～47	39～45	37～42	33～39	30～36	26～32	B
C	37～43	36～42	35～41	35～40	33～38	30～36	27～32	24～29	20～25	C
D	30～36	29～35	28～34	28～34	26～32	23～29	21～26	18～23	15～19	D
E	29以下	28以下	27以下	27以下	25以下	22以下	20以下	17以下	14以下	E

体力年齢判定基準表

体力年齢	得点	体力年齢	得点
20歳～24歳	46以上	50歳～54歳	30～32
25歳～29歳	43～45	55歳～59歳	27～29
30歳～34歳	40～42	60歳～64歳	25～26
35歳～39歳	38～39	65歳～69歳	22～24
40歳～44歳	36～37	70歳～74歳	20～21
45歳～49歳	33～35	75歳～79歳	19以下

事項索引

事項索引

執筆者 50音順 〔 〕は執筆分担

安藤創一　電気通信大学大学院機械知能システム学専攻 准教授　〔第6章, 第7章〕
博士（人間・環境学）. 専門：スポーツ科学, 応用健康科学

大河原一憲　電気通信大学大学院情報学専攻 教授　〔第1章, 第9章〕
博士（スポーツ医学）. 専門：応用健康科学, エネルギー代謝学, 食生活学

岡田英孝　電気通信大学大学院機械知能システム学専攻 教授　〔第6章〕
博士（体育科学）. 専門：体育学, スポーツバイオメカニクス, 動作解析

小熊妙子　電気通信大学保健管理センター 准教授　〔第1章, 第2章〕
医師, 博士（医学）. 専門：内科学, 公衆衛生学

狩野　豊　電気通信大学大学院基盤理工学専攻 教授　〔第5章〕
博士（体育科学）. 専門：運動生理学

黒谷佳代　昭和女子大学生活科学部 講師　〔第9章〕
管理栄養士, 博士（医学）. 専門：栄養疫学

栃木　衛　電気通信大学保健管理センター 教授　〔第3章〕
医師, 博士（医学）. 専門：精神神経科学

深澤浩洋　筑波大学体育系 教授　〔第8章〕
博士（体育科学）. 専門：体育哲学, スポーツ哲学

星野太佑　電気通信大学大学院基盤理工学専攻 准教授　〔第4章〕
博士（学術）. 専門：運動生理生化学

健康論
——大学生のためのヘルスプロモーション

2023年（令和5年）3月25日　　初版　第1刷発行
2024年（令和6年）3月1日　　　　　第2刷発行

編者ⓒ＝電気通信大学 健康・スポーツ科学部会
著　者＝安藤創一, 大河原一憲, 岡田英孝, 小熊妙子,
　　　　　狩野 豊, 黒谷佳代, 栃木 衛, 深澤浩洋, 星野太佑
発行者＝片桐文子
発　行＝株式会社 道和書院
　　　　　〒184-0013 東京都小金井市前原町2-12-13
　　　　　電話　042-316-7866
　　　　　FAX　042-382-7279
装　幀＝高木達樹
印　刷＝大盛印刷株式会社

ISBN 978-4-8105-2144-3 C3075　　Printed in Japan, Douwashoin Co.,Ltd
定価はカバー等に表示してあります

第　　　章	授業日	学籍番号	氏名	評点
「　　　」	月　　　日　　　曜日　　　限			
教員名：	提出日　　　月　　　日　　　曜日			

課題：

第　　　章 「　　　　　」 教員名：	授業日　　月　　日　　曜日　　限 提出日　　月　　日　　曜日	学籍番号	氏名	評点

課題：

第　　　章	授業日	学籍番号	氏名	評点
「　　　　」 教員名：	月　　日　　曜日　　限 提出日 　月　　日　　曜日			

課題：

第　　　　章	授業日	学籍番号	氏名	評点
「　　　　」 教員名：	月　　日　　曜日　　限 提出日 　　月　　日　　曜日			

課題：

第　　　章	授業日	学籍番号	氏名	評点
「　　　　」	月　　日　　曜日　　限			
教員名：	提出日 　　月　　日　　曜日			

課題：

第　　　章	授業日					学籍番号	氏名	評点
「　　　　　」		月	日	曜日	限			
教員名：	提出日	月	日	曜日				

課題：

第　　　　章	授業日	学籍番号	氏名	評点
「　　　　」 教員名：	月　　日　　曜日　　限 提出日 　　月　　日　　曜日			

課題：

第　　　章	授業日	学籍番号	氏名	評点
「　　　　」 教員名：	月　　日　　曜日　　限 提出日 　　月　　日　　曜日			

課題：